知的生きかた文庫

疲れない体をつくる免疫力

安保　徹

JN282772

三笠書房

はじめに

日本人の「免疫力を高める」一番いい方法

この本では、「免疫力」を高めることによって、「疲れない体」をつくるコツをご紹介します。

若者にも働き盛りの中年の人にも、広く疲れが蔓延《まんえん》しているように見えます。短期的にはなんとか持ちこたえることができても、これでは先行きが不安です。

そもそも、疲れを抱えて毎日を過ごすこと自体、幸せなことではありません。

そこで本書では、多くの人たちが抱えている疲れについて、私の専門である免疫学的見地からメスを入れていきます。私たちの体にもともと備わっている**「免疫力」を高めれば、「疲れない、病気にならない体」をつくることができます。**

「疲れない体」とは、まったく疲れを知らない超人のような体のことではありません。**「疲れない体」とは、「疲れをためない体」、「疲れてもすぐに回復する体」**のことだと私は思います。

活動すれば、疲れを感じるのは誰でも一緒です。疲れをためこむことなく、すぐに回復することができれば、病気になることはありません。

しかし、それが上手くできないために、疲労を蓄積し、病気へと発展させてしまうわけです。

疲れを取り、病気を防ぐ鍵を握るのは「自律神経」です。自律神経とは、呼吸や心臓を動かすなど生命活動を司る神経のこと。

仕事で無理が続いたり、ラクな生活が続いたりすると、自律神経が乱れ、免疫力が低下します。すると、疲労物質を処理することができなくなり、肩こり、腰痛、をはじめ、冷え、アレルギーといった、さまざまな症状が出てきます。

それがさらに進行すると、生活習慣病と呼ばれる慢性病や、がんなどの大病につながるのです。

ですから、自律神経を整えることが重要なのです。

安心してください。面倒なことは特にありません。

深呼吸をはじめ、入浴の仕方、食べ物の選び方など、**誰もが日常生活ですぐに実行できることだけ**をご紹介します。

物事に対する考え方や、心の持ち方も大切だと思います。ちょっとした工夫で、病気を防ぎ、あなた本来の体力をよみがえらせ、元気に満ちた毎日を送れるようになるのです。

せっかく便利なこの世、この時代に生きていても、疲れを抱えて生き続け、病気になってしまうのはもったいないことです。

しかし、疲れが病気へと進行する前に早めに手を打つことができれば、**いつまでも若々しく健康で、楽しく幸福な人生を送ることができる**のです。そのコツをこの本で学んでいただければ幸甚です。

安保　徹

『疲れない体をつくる免疫力』●もくじ

3章

「免疫力を高める」生き方をしよう

4章 疲れない体をつくる「熟睡法」

5章
週末で「免疫体質」に変わる法

6章 安保式「免疫学」で病気を防ぐ！

本文イラスト――高橋 優子
本文DTP――川又美智子

1章

まず「免疫力を高めるコツ」を知る

「疲れにくい人」は「病気になりにくい人」

●免疫力――「体の声」に耳を傾けてみよう

「あー、疲れた」

あなたも、無意識のうちに、そう口走ってしまったことがあるでしょう。

疲れとは、病気の手前で、体が発するSOSアラーム、つまり、「体の声」です。

ですから、私たちが、その「体の声」を軽視したり、聞き逃したりすると、体にさまざまな不調が現れます。それがひどくなった状態が「病気」です。仕事はもちろん、日々の生活に支障をきたすこともあります。

あなたは、疲労を感じる時、体のどの部分に、どんな感覚を覚えるでしょうか？

「全身で『疲れた』と感じるだけじゃないの？」

そのような漠然とした感覚しか持つことができない人は多いもの。

特に、健康で体力もある20代や30代前半の男性にそうした傾向が見られます。

男性は、だんだん体が言うことをきかなくなり始める30代の後半以降、病気になって初めて、必要に迫られ自分の体に注意を向けることが多いようです。

疲れを解消する方法も、男性は、「じっと休む」とか、「とにかく寝る」など単純になりがちです。その数は片手で数えられるほどではないでしょうか。

女性は、男性より繊細で敏感ですから、体の声を感じ取りやすいかもしれません。

しかし、それでも私は、体のどんな声が、どんな状態を表しているのかを正しく聴くことができる人は、それほど多くないと思っています。その理由は、現代文明特有の病気にかかる人の数の多さに表れています。

疲れと上手につき合い、コントロールすることができれば、病気にはなりません。それどころか体が本来持っているパワーを存分に発揮することができます。今より、もっと大きな仕事、もっと喜びに満ちあふれた充実した毎日を手に入れることができるのです。

●たとえば「5分間の深呼吸」で疲れが取れる!

疲れといっても、いくつかの「タイプ」があります。そして、タイプが違えば、当然、解消方法も違います。

その違いが、私の専門である免疫学の立場から見ると、いっそうよくわかります。6章でも詳しくメカニズムを説明しますが、免疫学とは、**もともと人間に備わっている免疫力によって病気を癒す**医療分野です。

わかりやすく言えば、ウイルスや細菌など、さまざまな外敵から体を守る防衛システム――「白血球の働きによって、体を病気から守る自然治癒力」のことです。

私は、共同研究者である外科医の福田稔医師と共に、自律神経が白血球の働きに大きな影響を与えるという、**「白血球の自律神経支配の法則」**を発見しました。

この法則を通して見ると、**疲れのタイプや解消法が具体的にわかってくる**のです。

さらには、タイプと共に、疲れの「レベル」もいくつかに分けられます。

「5分間の深呼吸で取れる疲れ」から、「病気のサインとしての疲れ」、「病気のレベルに達している疲れ」まで、それぞれの段階で体の中で起きている変化についても、見えてきます。

本章ではまず、疲れのタイプとレベルについて詳しく説明していきます。これらを知っていれば、現在の自分がどんな疲れの状態にあるのかを把握しやすくなり、対策を立てやすくなるでしょう。

あなたの「健康年齢を伸ばす」テスト

それではまず、あなたの疲れのタイプを知るために、次のページのチェックリストで確認してみましょう。

質問ごとに、AかBの当てはまるほう、どちらかにチェックを入れてください（どちらとも言えない場合は、無理に入れなくて結構です）。ABそれぞれの合計数を出してください。

B

合計□個

- □ どちらかと言うと色白。
- □ ふっくら、ぽっちゃり型。
- □ 体が冷えることはあまりない。
- □ 少し動くだけでも疲れる。
- □ 体の動きはゆったりしている。
- □ どちらかと言うとアレルギー体質。
- □ 便秘より下痢をするほうが多い。
- □ あまり無理はしない。
- □ おっとりしていて穏やか。
- □ 他人の目が気になる。
- □ あまり悩まない。
- □ 静かで落ち着いている。
- □ 食事の時間は長い。
- □ 野菜やあっさりしたものをよく食べる。
- □ 辛いものなど刺激のあるものを好む。
- □ 入浴は、湯船にゆっくり浸かる。
- □ 薬はできるだけ飲まない。
- □ 忙しい生活は、できるだけ避けたい。
- □ 睡眠時間は十分に取っている。

あなたの「健康度」をテスト

	テーマ	A　合計□個
Q1	肌の色	□ どちらかと言うと色黒。
Q2	体型	□ 筋肉質（引き締まっている）。
Q3	体温	□ 体の冷えを感じることが多い。
Q4	体力	□ 無理をしすぎて疲れる。
Q5	動作	□ 動作は機敏、歩くスピードも速い。
Q6	体のトラブル	□ 胃炎や口内炎やニキビになりがち。
Q7	胃腸	□ 下痢よりも便秘になるほうが多い。
Q8	性格①	□ 何事も熱中してやりすぎる。
Q9	性格②	□ 喜怒哀楽が激しい。
Q10	性格③	□ 他人の目、意見は気にしない。
Q11	性格④	□ 悩みがちな性格だ。
Q12	性格⑤	□ 活動的。
Q13	食べ方	□ 食事の時間は短い。
Q14	食べ物①	□ 肉類や脂っこいものをよく食べる。
Q15	食べ物②	□ 刺激の強いものより、甘いものを好む。
Q16	入浴	□ 入浴時間は短い。
Q17	薬	□ 定期的に飲んでいる薬がある。
Q18	生活	□ 仕事などで忙しいのは当たり前。
Q19	睡眠	□ 睡眠不足になりがち。

●あなたは「疲れやすい人」？「疲れにくい人」？

前ページのチェックリストでAが多かった人は、実は自律神経の中でも**「交感神経」が優位になったことによる疲れを感じやすい人**です。

わかりやすく言うと、「忙しすぎて、いつも疲れている」タイプで、激務に追われるビジネスパーソンがその典型です。忙しい現代人は、7割以上の人が当てはまるでしょう。

Bが多くなった人は、自律神経の**「副交感神経」優位による疲れを感じることが多い人**です。

たとえば、過保護に育てられた小学生が「体を動かし始めるとすぐに疲れる」ような状態。「リラックスしすぎて、体の機能が低下し、すぐに疲れが出る」タイプです。体の頑張りの許容範囲が狭いのです。ビジネスパーソンには少ないですが、それでも女性を中心に3割ほどの人がこのタイプに当たるでしょう。

AとBでは、疲れの感覚は似ているかもしれませんが、そこに至るメカニズム、なりやすい病気がまったく違うのです。

AとBの数の差があまりなかった人（1〜3くらい）で、体調がよい人は、自律神経のバランスが取れており、あまり疲れで悩まない人です。体調の悪い人は、自律神経の働きが、不安定になっている人です。これらのタイプについて説明していきましょう。

●体の中の「シーソー」を上手に働かせよう

「交感神経、副交感神経が、疲れとどう関係があるの？」

そう感じた人もいると思いますが、じつは、これが大いに関係があります。

交感神経と副交感神経を併せて自律神経といいます。自律神経とは、人間の活動と休息に合わせて、体の各組織を無意識のうちに調整している神経のことです。

交感神経とは、おもに昼間に働きます。人が活動する時や運動をしている時に活性化し、**「元気はつらつ」「やる気まんまん」の状態をつくり出す神経**と考えればよいでしょう。

具体的には、心臓に働きかけて拍動を速くし、血管を収縮させて血圧を上げます。呼吸も速く浅くします。こうすることで、心身共に興奮状態をつくり、活発に活動しやすくするのです。

活動時は、体に傷をつくることなども多くなるので、傷から侵入する細菌などの外敵から体を守る必要も出てきます。そのため、交感神経が活性化すると、体を外敵から守る「白血球」のうち、細菌などを攻撃する役割の「顆粒球《かりゅうきゅう》」が増えます。

副交感神経は交感神経の逆で、おもに夕方から夜にかけて働きます。人間が休む時や、食事をした時に活性化して、**「ゆったり気分」「のびのびリラックス」の状態をつくり出す神経**です。

具体的には、心臓の拍動を遅くし、血管を拡張させ、呼吸を深くゆっくり安定させます。食後に胃腸の働きを活発化させて消化を助ける役割も果たします。食後は、すぐ行動を起こしにくいものですが、それは心身共に、穏やかな休息に適した状態

「自律神経の偏り」から疲れが出る

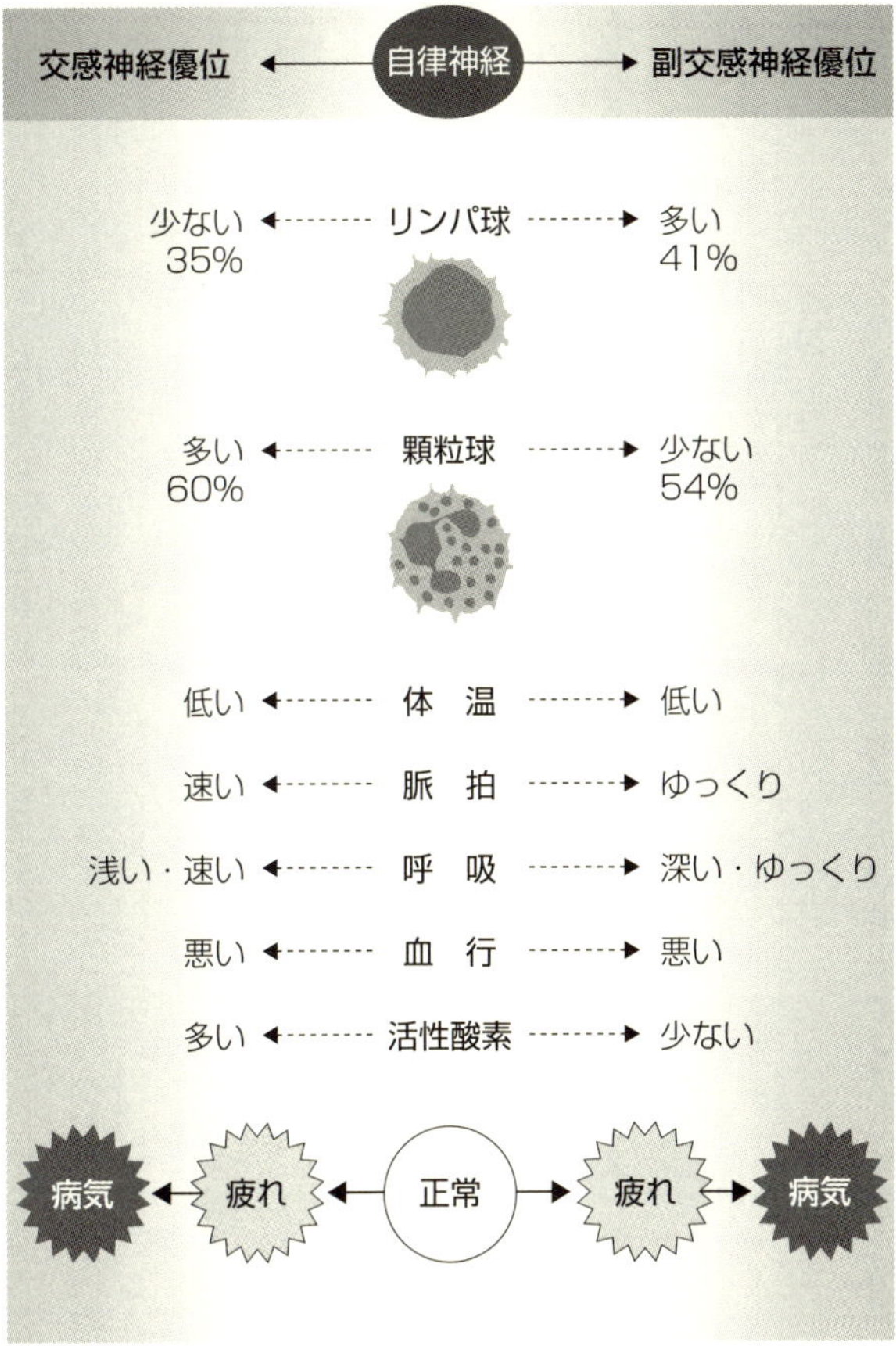

をつくり出しているからです。

また、休息時、体内では、白血球の一種の「リンパ球」が、がんなどの異常細胞を攻撃して体を防衛、メンテナンスしています。リンパ球は、食事によって体内に入ってくる異物から体を守る働きがあり、副交感神経は、このリンパ球を増やす働きもあります。

人間の体は、このように、自律神経によって、体中の細胞を極めて合理的に調整し、活動時と休息時に適した体調をつくり上げているのです。

交感神経と副交感神経は、通常は拮抗《きっこう》関係にあり、シーソーのように交互に活発化して、体に働きかけています。どちらか一方が働いた後は、必ず揺り戻しがきてもう一方の神経が働き始めることを繰り返すわけです。

このようにしながら、活動と休息のリズムをつくって、体の調子を整えています。このシーソーの働きがうまくいっている時は、生活にメリハリがつき、体調もいい状態が続きます。

ところが、シーソーの働きを無視して、働きすぎたり、リラックスしすぎたりといった生活を続けていると、一方の神経だけが優位になり、もう一方の神経タイプに戻りにくい体質になっていきます。こうなると、偏った側に特有の疲れが現れ、その先に病気が待っているのです。

22～23ページのチェックリストで、項目AとBのチェック数の差が大きいほど、チェックが多くなったタイプへの偏りが激しいと考えてよいでしょう。

●全身クタクタで「鉛のように体が重い」場合は？

先ほども述べたように、チェックリストでAが多かった人は、**交感神経の緊張が続くような生き方**をしている人と言えます。

このタイプは、とても活動的で、色黒で、筋肉が発達している人が多いです。動作は機敏で、歩く速度も速い。喜怒哀楽がわりあいはっきりしていて、興奮しやすいタイプと言えるでしょう。

基本的に、男性は、このタイプが多いです。女性でも、活動的な人は、このタイプに当てはまるでしょう。副交感神経が優位になる時間帯、つまり食事や入浴、睡眠の時間が短いのも特徴です。

「元気はつらつなら、いいじゃないか」と思うでしょうが、この状態のまま、休息（副交感神経が優位になること）が不十分な生活を続けてしまうと、交感神経が優位な状態が続きます。すると、「副交感神経を刺激して休みたい」という無意識の欲求が湧き、体がうまみの強いものや甘いものを欲するようになります。

仕事が忙しくて、休みたくても休めない。今日も疲れを引きずりながら、また頑張って働く——。こんな生活を続けているとどうなるでしょうか？

交感神経優位タイプの疲れの感覚を、具体的に見てみましょう。

〈交感神経優位タイプの疲れの感覚〉

いつも、体が疲れている。イライラする。ピリピリした不安感が強い。原因を周りの人のせいにして怒りやすい。興奮して夜眠れない。血圧が高い。血糖値が高い。肩・背中・腰に、活動しすぎによる疲れ、痛みが出る。便秘がひどい。体温が低い。

これが、さらに続くと、交感神経型の病気の世界に入っていきます。

●体がだるくて「やる気が出ない」場合は？

交感神経が優位のAタイプとは逆に、生活から忙しさを排除して、リラックスしてばかりいればいいかというと、そうではありません。**人間はリラックスしすぎても疲れが出てしまう**のです。

22～23ページのチェックリストで、Bの副交感神経が優位と出た人がまさにその典型。

Bタイプは、食事や入浴、睡眠など、副交感神経が優位になる時間を長く取り、交感神経を刺激する時間の少ない生活を送る傾向があります。

穏やかな気分でいることが多い反面、行きすぎると、気持ちが沈んで、しょんぼりしやすくなります。

また、副交感神経が優位になると神経伝達物質の分泌も多くなるので、さまざまな感覚が敏感になります。痛みやかゆみが強くなったり、他人の視線や言葉が気になりやすくなったりもします。

副交感神経が優位なので、体は交感神経への刺激を欲して、塩辛いもの、唐辛子系の辛いもの、冷たいものなど、刺激の強いものを食べたがる傾向があります。

女性にこのタイプが多く、男性でも、ゆったりした性格の人は、このタイプに当てはまるでしょう。色白で、ぽっちゃり型の人が多いです。

「リラックスした生き方だから疲れなくていいじゃないか」と思う人もいるかもしれませんが、そうとも言えません。

先ほど述べたように、**このタイプの疲れを一言で言うと、「すぐ、疲れる」**。つまり、体を動かす筋力などの機能が弱り、体の能力全体が下がることによる疲れやすさなのです。元気な人が普通にできることで疲れてしまうという具合です。

副交感神経優位タイプの疲れの具体的な感覚は、次のようになります。

〈副交感神経優位タイプの疲れの感覚〉

少し動くだけでも疲れる。やる気が起こらない。他人の目が気になる。小さなことが気になる。落ち込みやすい。朝起きるのが億劫になる。筋力が弱って、肩・背中・腰が疲れ、痛む。下痢をしやすい。体温が低い。

これがさらに続くと、副交感神経型の病気の世界に入っていきます。

●今日から始める「健康年齢を伸ばす」習慣

では、前掲のチェックリストで、AとBの数の差があまりなかった人（1～3くらい）は、どう考えればよいのでしょうか。

そういう人は、交感神経優位と副交感神経優位の間を、シーソーをするように「揺れ動いている」人だと言えます。AとBの差があまりなく、かつ体調がよければ、現時点では、健康的な生き方、あまり疲れで悩むことはない生き方をしていると言えるかもしれません。

具体的には、自律神経のリズムを感じ取りやすく、体の声を聴くことができ、意識的にメリハリの利いた生活をしている人が、これに当てはまります。

また、もともと備えている体質と、現在の生活がずれている人もいるでしょう。

たとえば、色白でぽっちゃり、ゆったりした性格の副交感神経優位だった人が、育ち方や環境の影響を受けて、交感神経型の生き方をするようになった場合です。

もちろん、この逆のパターンも同様です。

ちなみに私のチェック結果は、Ａが８個、Ｂは７個でした。もともとは副交感神経優位の体質ですが、２０１０年現在は、たくさん本を書いたり、年１００回近く全国で講演をしたりするなど忙しい生活を送っているので、交感神経優位になりがちです。そう理解したうえでメリハリの利いた生活を心がけているので、自律神経のシーソーが機能しているわけです。

一方、ＡとＢの差があまりなく、体調が悪い人は、もしかしたら自律神経の働きが不安定になっているかもしれません。この場合は、３章以降で述べる、自律神経のバランスを整えるコツを実践してみてください。

「ほどほどに頑張る、ほどほどに休む体」いい方法

●「体を温める」だけで疲れにくくなる

「活動しすぎ」か「リラックスしすぎ」か――この両極端な生き方が疲れや病気の原因です。「活動しすぎ」は交感神経優位、「リラックスしすぎ」は、副交感神経が優位の生き方です。

交感神経を優位にさせる要因は、「過度のストレス」です。ストレスにはさまざまな種類がありますが、おもに現代人を脅かしているものは、次の3つです。

①働きすぎ……自律神経のバランスを崩す最たるものでしょう。眼精疲労、冷房などによる体の冷やしすぎ、睡眠不足などが多大なストレスとなるのです。

②心の悩み……精神的なストレスも、交感神経を緊張させます。

③薬の常用……西洋医学で処方される薬は、ほとんどが交感神経を緊張させるものです。特に、消炎鎮痛剤や降圧剤やステロイド剤を数週間以上の長期にわたって使用すると、体を交感神経優位に傾かせます。

これらの3つの要因によって引き起こされる、さまざまな疲れ現象については2章で、対処法については3章以降で詳しくお話ししましょう。

副交感神経を優位にさせる要因は、ただひとつ、たるんだ生活です。仕事や人間関係に緊張を強いられることもなく、運動不足で毎日を過ごしている例です。

先ほどストレスは交感神経を緊張させると述べましたが、じつは、**ストレスの少ない生活も、疲れを生む**のです。

簡単な対処法は、ちょっとした体操をするなど、体を動かすことです。

このように、疲れを生む原因は、両極端の生き方、つまり、バランスの悪い生き方にあるのです。そうした極端な生き方は、今すぐやめましょう。人間の体には、活動と休息を交互に繰り返す、メリハリの利いた生活が必要なのですから。

「あなたのお疲れ度」を診断する法

●「体の不調」が見つかっても、もう慌てない

さて、これから「疲れのレベル診断表」をもとに、交感神経優位タイプと副交感神経優位タイプの疲れが、どのように進行していくのかを見ていきます。

「疲れのレベル」が5段階に分かれており、それぞれの段階での代表的な症状、解消法が書かれています。大切なことは、疲れのレベルが3の段階で食い止めること。それが「病気にならない」コツです。自分の体の声をよく聴き、体のメンテナンスをしましょう。

「頑張り屋タイプ」の疲れ

疲れのレベル	症状
レベル1 軽い疲れ	呼吸が浅くなる。 血中の酸素濃度が下がり、炭酸ガスが増える。 血糖値も下がり始める。
レベル2 体が重い	筋肉や内臓など組織の一部が 酸素・栄養不足になる。 血流障害が起き、肩などのこりが出る。
レベル3 全身クタクタ	酸素・栄養不足が深刻化。 肩・背中・腰がこり、目の疲労、顔などに 吹き出物が。

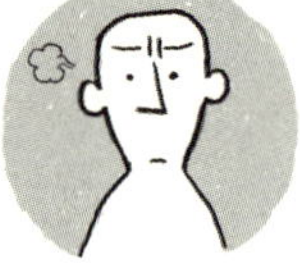

ここが病気との境界線！
早めに手を打とう！

疲れのレベル	症状
レベル4 炎症が始まる	酸素不足が深刻化し、組織破壊が発生。 肩・背中・腰の鈍痛、にきび、口内炎、 歯槽膿漏、胃炎、便秘などの異変が！
レベル5 病気が発生	活性酸素による組織破壊が進行。 高血圧、不眠、胃潰瘍、十二指腸潰瘍、 がんなど、病気と診断されるレベル。

「のんびりタイプ」の疲れ

疲れのレベル	症　状
レベル1 じっとしていたい	脈拍、血圧、血糖値が低くなる。 「体を動かすのが億劫」になる。
レベル2 気だるい	血流が滞りがちで、無気力状態に。 朝起きても元気が出ず、少し動いただけで「すぐ疲れる」。
レベル3 無気力	筋力など体の機能が低下。長時間立っているのがつらい。腰痛、肥満などの症状が。 心身ともに、刺激に過敏に反応する。

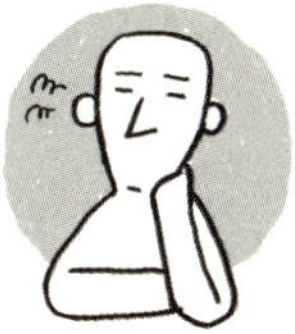

ここが病気との境界線！
早めに手を打とう！

疲れのレベル	症　状
レベル4 アレルギー性の炎症が出る	アレルギー性の反応、軽い炎症が出る。 金属や虫刺されへの過剰反応が。 知覚過敏になる。
レベル5 アレルギー慢性化	アトピー性皮膚炎や花粉症など、アレルギー性疾患が慢性化。疲労によって、会社を休まなければならない状態になる人も。

「鉛のように重い体」を「疲れない体」にする！

●「血中の酸素不足を解消する法」を覚えよう

仕事や勉強などで、長時間、集中し続けた時など、ふとわれに返り、「あれ？息をし忘れていた」「呼吸が浅くなっている」と気づいたことはありませんか？

これは、交感神経が緊張を続けたために起こる現象です。

酸素を取り込む量が減り、血液中の酸素の濃度（ＰＯ^2）、血糖値が下がった状態。つまり、**血液中に酸素と糖が不足し始めると、それを知らせるために、疲れの感覚が出てくる**わけです。

この「軽い疲れ」を解消するには、５分もかかりません。深めの深呼吸を5回ほど行ったり、少しだけ甘いものを摂ったりしてみるだけでずいぶん違います。

ちなみに、「心地よい疲れ」と「鉛のように体が重く感じる疲れ」の違いとはどういうことでしょうか？

交感神経が優位になってまもないころ、血中酸素量も血糖値も高く、血液の循環量が多くなって、体の中で気持ちよくエネルギーが消費されます。この**血流循環が維持されている状態で休息を入れれば、心地よい疲れとなります**。

ところが、休息を入れずに、さらに活動を続けると、血中酸素量も血糖値も下がり、血液循環が抑制されます。この状態が疲れのレベル1です。

このあたりから、体が鉛のように重く感じる疲れが始まります。レベルが上がるにつれて、さらに重い疲れになっていくため注意が必要です。

●「血行がよくなる体操」をしよう

このレベルの疲れの特徴は、**「体が少し重く感じる」**感覚にあります。

血液中の酸素濃度と血糖値の低下が続いたことで、筋肉や内臓などの一部組織が、酸素・栄養不足に陥っているからです。

また、仕事などで緊張を強いられがちな筋肉（たとえば、デスクワークが多い人なら肩や腰など）には、血流が不足し、その部分の温度が下がり始めているサインとして、こりを感じるでしょう。

交感神経が優位になった当初は、血流はよくなるのですが、休息も入れずに活動を続けると、交感神経優位と共に血管の収縮も続くことになり、血流障害を起こしてしまいます。

この状態は、深呼吸をしたくらいでは治りません。深呼吸に加えて、こりや重さを感じる部位を動かす軽い体操を10～20分行ってください。

緊張している部位を動かせるなら、ラジオ体操でも何でもよいでしょう。特にデスクワークが多い人が疲れを感じやすい目や肩や腰の体操は、3章で紹介します。

ここで大切なポイントがあります。**疲れをためない最初の防波堤は、「体を動かすことで血流を回復させ、体の中から熱を生じさせること」**です。

疲れを食い止めることができれば、体温も下がらず、こりもひどくはなりません。

体を動かす人ほど疲れない！

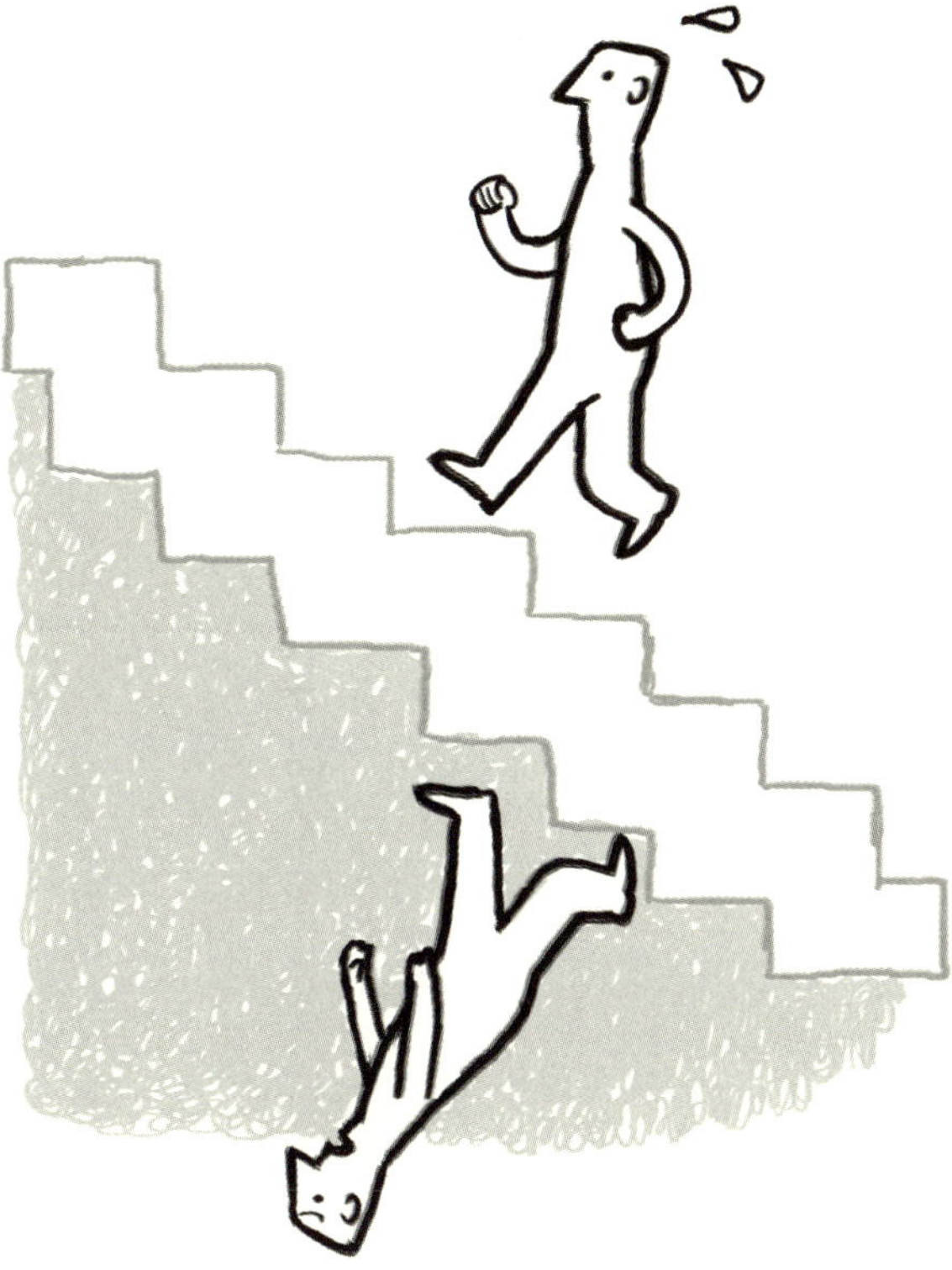

食い止めることができないと、自力では十分に血流を回復させたり体温を上げたりすることができず、入浴などで体の外から熱を与えなくてはならない段階に入ります。それが、次のレベル3です。

●体が重く感じたら「とにかく体温を上げる」

このレベルは、全身クタクタという状態。筋肉や内臓などの組織の酸素・栄養不足が深刻になり、軽い運動くらいでは回復しないレベルに陥っています。

病気の直前状態であるという意味で、非常に注意を払うべきです。ここで現れる体のサインを丁寧に見ていきましょう。

まず、精神的には、気分がイライラし、怒りっぽくなります。

次に、活動量が多すぎて、やせ細るか、ストレス解消のための食べすぎによる肥満傾向が出てきます。血管の収縮が続くことで血流が滞り、体温は低下しています。

顔を見ると、顔色が濃くなる方向で悪くなっているのも特徴です。

肌の調子は悪く、顔などにポッポッと軽い吹き出物が出始めます。これは、白血球の一種である顆粒球の数が多くなり、皮膚に炎症が起き始めるからです。首・肩・背中・腰のこりが進み、目は疲れ、耳鳴りがします。睡眠中に、こむら返り、寝違えを起こしやすくなります。また就寝中でも腰痛が出ます。

さらに、就寝中のいびきがひどくなります。これは、交感神経の緊張が持続するため、体が酸素不足になり、「もっと酸素を吸いたい」と、無意識のうちに口呼吸をしているからです。口呼吸になると、舌根が口の上の部分に触れがちになるので、音が出るのです。

子どもや若い人のストレスは、睡眠中の歯ぎしりとしても現れます。

これらを解消するには、先ほども述べたように、少しくらいの運動では追いつかないので、**体の外からよく熱を与えること**です。その方法として、お腹や太もも、お尻、二の腕など大きな筋肉が集まる箇所を、湯たんぽやカイロで温めたり、ゆったりと入浴すると効果的でしょう。

「体を温めながら、睡眠をよく取り、体力を回復させつつ、軽い運動を取り入れて血流をよくする」ことです。これには、一晩から数日単位の時間がかかるでしょう。

このレベル3の疲れ解消は重要です。これが、**病気にならないための最後の砦**と言えるからです。

ほかにも副交感神経を刺激する、とても簡単な健康法として、**「爪もみ療法」**も効果的です（3章116ページ参照）。さらに、**「薬を常用しない」**ことも大切です。薬を常用すると、交感神経がますます興奮し、疲れや、こり、痛みが悪化するサイクルに入りやすいからです。

デスクワークが多く、腰痛に悩む人などは、消炎鎮痛剤の類を使いがちですが、症状をますます悪化させることになりますので、なるべく控えてください。

忙しいビジネスパーソンは、疲れをこのレベルで食い止めるのは難しい場合も少なくないでしょう。しかし、ぜひこれらの解消法を取り入れてほしいと思います。なぜなら、疲れが次の段階に進むと、40代以降で、がんなどの大病に至る可能性が高くなるからです。

免疫力で体がみるみる元気に！

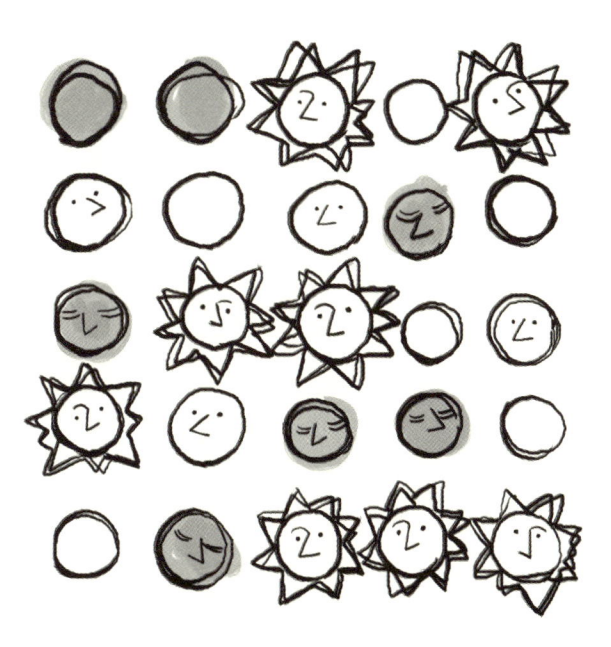

「やる気が出ない体」を「疲れない体」にする！

●「日光をよく浴びる」――それだけでガラリと変わる！

さてここからは、副交感神経優位の疲れ、その解消法を詳しく見ていきましょう。

先ほども述べましたが、副交感神経タイプの疲れとは、**「たるんだ生活により、体の機能が低下する」ことが原因で生じます**。

同じ疲れでも、交感神経緊張時の疲れの解消に必要な、「よく栄養を取り、ゆっくり休む」方法では、逆に疲れを悪化させることになってしまいます。

ですから、交感神経を刺激する生活をすることが必要です。

副交感神経優位の疲れレベル1では、筋力や代謝の効率などの体の機能が低下し、いつも脈拍、血圧、血糖値が低下した状態にあります。そのため、「体を動かしたくない」という気分になりやすいのです。ですから、交感神経を刺激するために、**まず日光をよく浴びることから始めましょう**。それから、数十分かけて運動をして、血流の回復を図ることです。

●「その日のうちに」寝る

このレベルは、1の状態が続き、疲れが悪化している状態です。気だるい感じがして、朝起きても元気が出ず、ちょっと動いただけですぐに疲れてしまうのが特徴です。

副交感神経の緊張が続き、血管の拡張状態が続いたことで、血流が滞り、体温が下がり始めていることに原因があります。

これを解消するには、少し動いたくらいではだめです。数週間かけて、生活のリズムを取り戻すことが必要です。遅くとも午前0時までに寝て、**日の出と共に起床する。そして、日中は活発に活動する**ような、交感神経を刺激する生活を心がけることが大切です。

●やる気がないときは「筋肉をちょっと刺激」

活動量が低い状態が続いたことで、かなり筋力が低下し、体を支えるのがきつくなっている状態。肩や腰の痛みもかなり出てくるはずです。

それどころか、立っているべき時に立ち続けることができない状態かもしれません。電車の中やコンビニエンスストアの前で、ヘタッと地面に座り込んでいる中高生を目にしますが、体がレベル3の状態に陥っているためと考えてもいいでしょう。

交感神経タイプの疲れと同じように、副交感神経タイプにおいても、このレベル3の段階で引き返さなければ、病気が待っています。ですから、**この段階の体のサインに気づくことが、非常に大切**です。レベル3で生じる疲れの感覚・症状は次のようなものです。

気分は沈み、落ち込みがちになります。活動量が少ないことから、やせ細る、あ

「体にいいこと」だからすぐ効く！

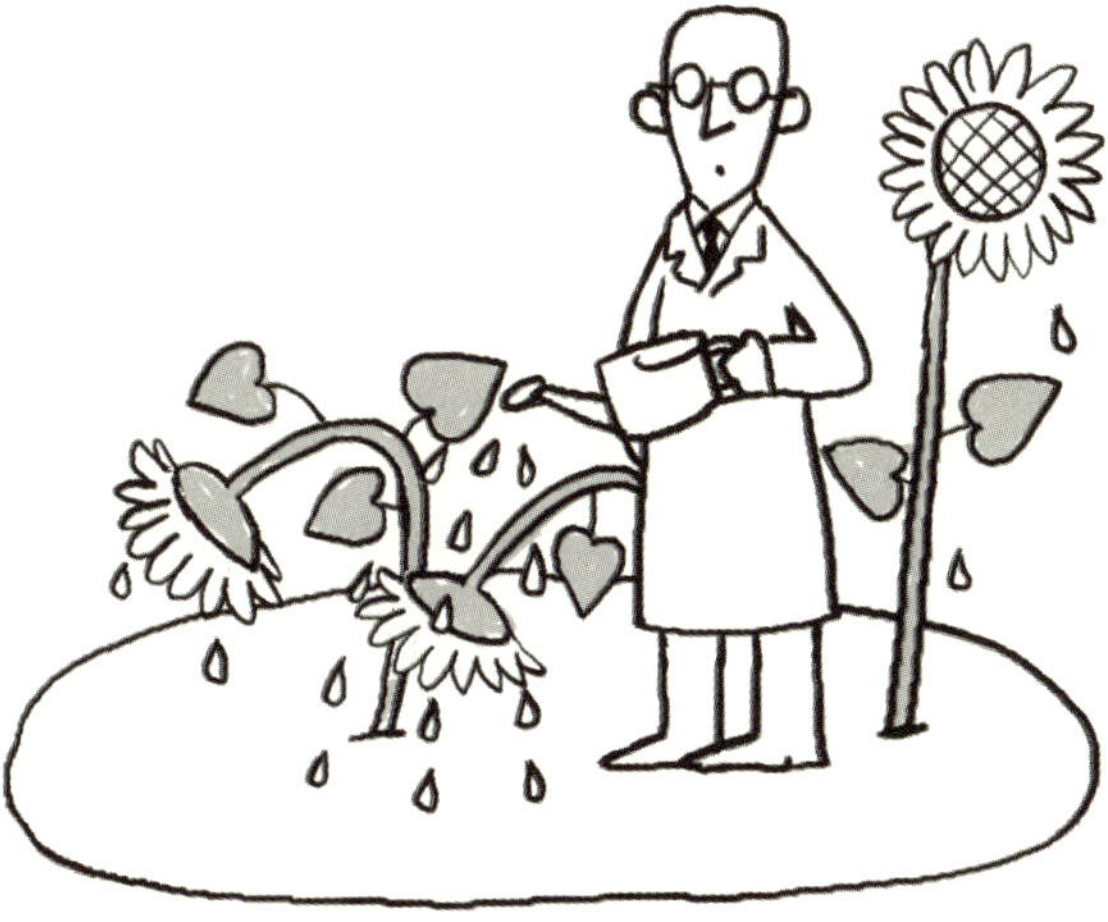

るいは肥満傾向が出てきます。血流はさらに滞り、体温は低下し、皮膚の色は青白くなっていきます。

また、副交感神経が優位な状態が続いたために、排泄・分泌機能が活発化し、鼻炎の傾向などが出てきます。

さらに、心身共に、感覚が過敏になります。精神的には、他人からの視線や言葉がひどく気になり、神経質に反応するようになります。肉体的には、痛みやかゆみ、ジンマシンが起きやすくなってくるでしょう。午後になると足がむくんできます。

このレベル3以降の疲れの解消法としては、数カ月単位でメリハリの利いた生活を続けながら、散歩をしたり、駅の階段を上ったりして、徐々に体を鍛えること。とにかく、低下した筋力、循環器系の機能をアップすることが大切です。

また、自律神経を整える爪もみ療法も効果的なので、試してみてください。

疲れのレベルが4に至ってしまうと、副交感神経優位の疲れも、いよいよ病気の領域に入っていきます。

全身の倦怠感が強くなり、筋力など体の機能低下によるこり、痛みがひどくなります。また、知覚過敏の傾向が強まって、アレルギーが出てくる人もいるでしょう。

さらに、疲れのレベルが5に達すると、慢性的なアレルギー性疾患、重い鼻炎やアトピー性皮膚炎に苦しみがちになります。

そこまで行くと、回復するのに数カ月単位の期間が必要になります。ですから、何度も言うように、そうなる前に早めに手を打つことが大切です。

本章では、疲れの種類、疲れのレベルについて、少し細かい説明をしてきました。読者の皆さまには、これをもとに、体の声を敏感に聴けるようになり、自分の体がどんな状態にあるのかを知っていただきたいと思います。そして、病気になる手前で上手に生活を変える生き方を手に入れてほしいと思います。

次章では、疲れによって引き起こされる、さまざまな「不快な症状」のメカニズムについて、詳しく見ていきましょう。

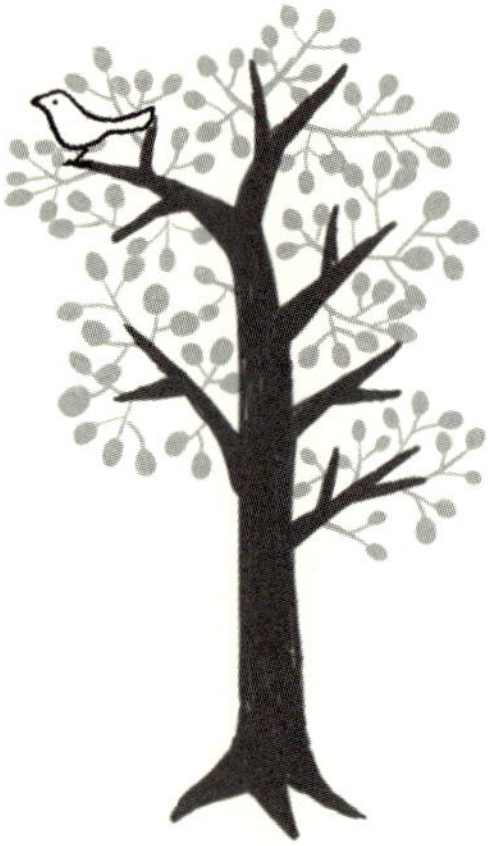

2章

今ある「疲れ」を撃退する法

「肩こり」を今すぐ撃退する法

●肩こりは「消炎鎮痛剤」では治らない！

「疲れ」の代表的な症状と言えば、体の重さ、痛み、冷え、震えなどでしょう。本章では、それらの症状が起こるメカニズムを見ていきます。

これまでの医学の常識では、原因がよくわからない症状もありました。しかし、免疫学の立場からすれば、現代医学の常識をくつがえすような原因が見えてきます。

すると、1章で述べた疲れの症状についても、具体的な対処法がわかるのです。自分の「体の声」がよく聴こえるようになり、自然と疲れの取り方が上手になっていくに違いありません。

「体の不調」はすべて免疫力で解決！

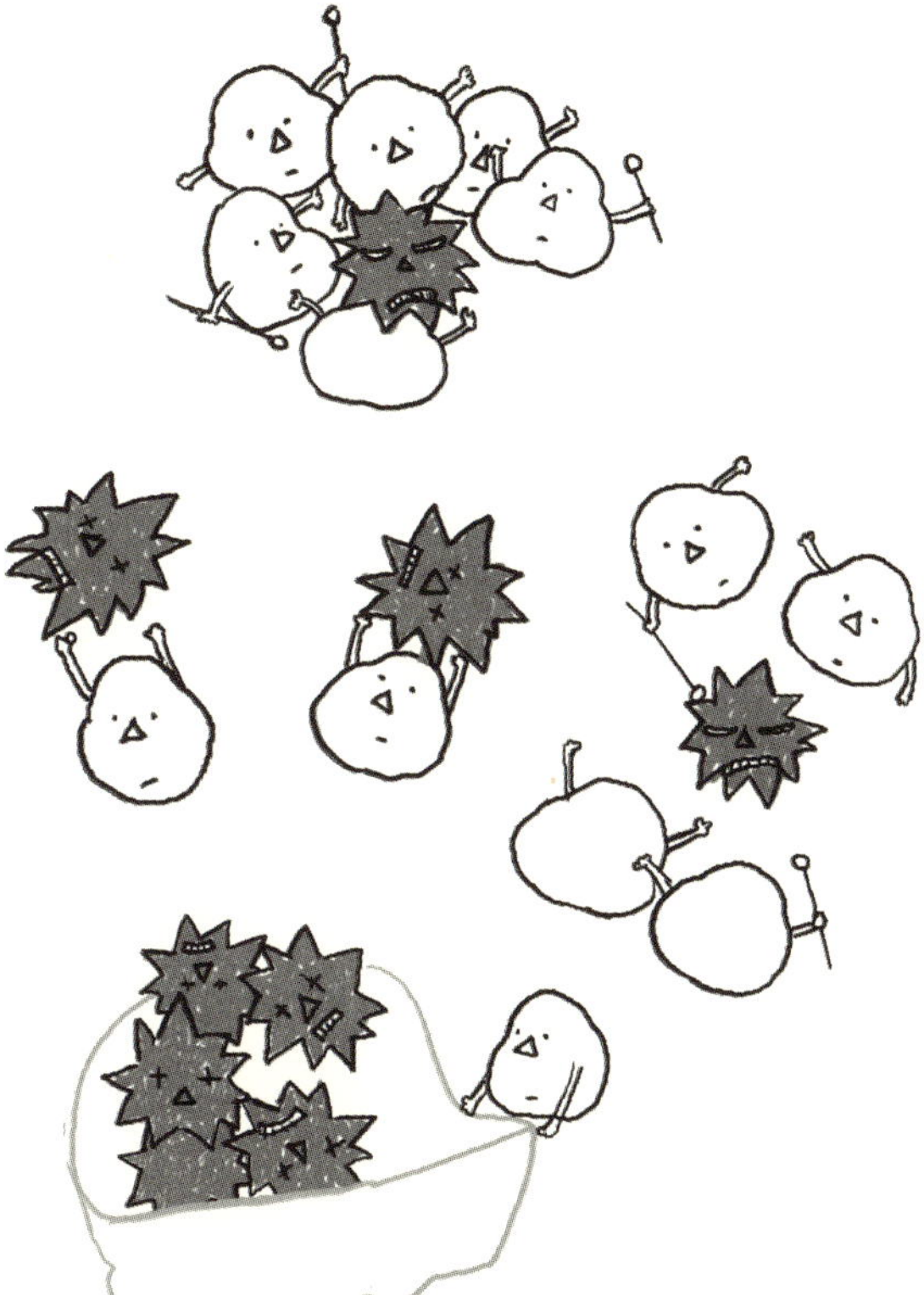

2時間も3時間も同じ姿勢で作業をしていたため、肩や腰が重くなった。そこで、しばらく休憩をすると、今度は肩や腰が痛くなってきた——。

そんな経験をしたことがある人は少なくないでしょう。

体の「重さ」と「痛み」には相関関係があるのです。ここでは、そのメカニズムをわかりやすくご説明します。

体の重さや痛みを、消炎鎮痛剤を飲んだり貼ったりして治そうとする人がいます。しかし、よかれと思って使っているこの**消炎鎮痛剤が、じつは、こり、重み、痛みを悪化させる**ものだと言ったら驚くでしょうか。

なぜそう言えるのか、これから順を追って説明してみたいと思います。

まず、肩や頭、腰がこって重くなるのは、ストレスにより交感神経が優位になり、血行が悪くなっている状態です。血管の収縮が続くことで、血流が滞り、疲労物質(乳酸など)がたまって筋緊張が起きてくるのです。頭痛も頭の筋肉が緊張して起こります。

こうして交感神経が優位になり血流が滞って筋緊張が起こると、次には、回復を図るために、副交感神経が優位になります。

副交感神経は、プロスタグランジンというホルモン様物質を使って、血流を回復させようとします。

プロスタグランジンには、

①血管を拡張させる
②痛みを起こす
③発熱させる

という3つの働きがあります。疲れが生じた患部に感じる痛みや熱、赤みを帯びた腫れなどは、いずれもプロスタグランジンが血流を回復させて組織の修復を図っている時の現象です。

つまり、**肩がガチガチにこって重くなった部分が、その後、痛くなるのは、組織を疲労から回復させようとして体が起こす「回復反射」**なのです。

頭痛持ちの人はおわかりかと思いますが、最初は頭の筋肉が強く緊張して頭が重く感じる状態になります。

その後、昼休みや帰宅後など、ふっと気を休めて副交感神経が優位になった時に、痛みが出てきます。

プロスタグランジンによって血管が拡張し、血液がどっと押し寄せるので、ズキンズキンという拍動性の痛みが出てくるのです。

腰痛持ちの人も同じです。

たとえば、職場で長時間、同じ姿勢でパソコンに向かって作業をしていると、最初は腰が重く感じるはずです。

その後、体を休めた時に痛みが生じてきます。

これは、筋緊張を緩和し、疲労物質を洗い流すための血流回復反射が起こるからです。

●痛みは「冷やさない、温める」

では、痛みが出たら、どうすればいいのでしょうか。

一番いいのは、**温めるか軽い運動をして、血流を促す**ことです。そして、同じ姿勢から解放することが大事です。

やってはいけない対処法が、先ほども述べた消炎鎮痛剤でプロスタグランジンの産生を止め、血流を止めて、患部を冷やしてしまうことです。

すると痛みは取れますが、回復反射を一時的に止めてしまうわけですから、薬が切れると、また回復反射が起こってくる――。

こうした、いたちごっこが始まるのです。

この消炎鎮痛剤を長期間使うと大きな弊害が生じます。

プロスタグランジンには、交感神経の優位にならないよう、アドレナリンなどの交感神経に関わる神経伝達物質の産生を抑える働きがあります。

消炎鎮痛剤でプロスタグランジンを抑えると、交感神経は積極的に神経伝達物質をつくるようになり、こりや重みの原因となる血流障害をますます促進し、顆粒球も増え、体のあちらこちらで炎症が起きてきます。

このようにして、**消炎鎮痛剤は、患部をかえって悪化させてしまう**のです。消炎鎮痛剤によって、肩こりのひどい人、頭痛持ちの人、腰痛持ちの人ができ上がっていると言っても過言ではありません。

ですから、こりや重み、痛みの自覚があっても、極力、消炎鎮痛剤は使わないことです。

温めて、運動をして、体の組織修復のプロセスを促進しましょう。

ただ、最終的には、症状の本当の原因、ストレスを除くことが不可欠です。

本書でご紹介するような、疲れをためない生活を始めてみてください。交感神経が緊張し続ける生活スタイルを見直すのです。

「ストレス」を今すぐ撃退する法

●「鼻水の色」でこれだけのことがわかる！

仕事や勉強で一心に集中して、数時間たつと、鼻水が粘調（粘り気が増すこと）になり、色が黄色くなるという現象が起きます。

これも疲れによる症状のひとつなのですが、なぜ、こういったことが起こるのでしょうか。

まず、**鼻水が粘調になるのは、交感神経が緊張して、分泌現象が抑制されるから**です。逆に、副交感神経が優位になってリラックスしている時は、分泌が促進されるので、サラサラした鼻水が出ます。

私の経験からすると、だいたい、1時間から2時間半くらい交感神経優位で興奮していると、分泌抑制がきて鼻水が粘調になります。鼻詰まりはしないのですが、鼻をかんだ時に、ズルッとして出にくくなるわけです。

交感神経の緊張をさらに続けると、今度は鼻水が黄色く変色してきます。これは、交感神経優位で、顆粒球が増え、常在菌と反応して膿をつくるからです。私の経験ですと、だいたい4時間くらい集中すると、そうなります。鼻をかむと黄色い鼻水が出ます。

鼻が粘調になってきたら、交感神経優位が続いているので、ちょっとブレイクを入れて、副交感神経優位にしたほうが、その後の疲れも重くならないでしょう。

このように、体の微妙な反応に気づいて対処できるかどうかで疲れ方も違ってくるわけです。

お酒を飲んで、二日酔いをした経験のある人ならわかると思いますが、二日酔いの場合には、尿が出にくくなり、のどが渇き、鼻をかむと黄色い粘調の鼻水が出るでしょう。これらは、すべて、交感神経の緊張によるものです。

お酒を飲むと最初は副交感神経優位になって大いにリラックスするのですが、数時間たつと、今度は交感神経緊張となります。二日酔いになるほど飲んでいるなら、交感神経興奮の極限を翌日以降まで引きずっていることになります。

風邪の引き始めは、副交感神経優位のリンパ球の戦いで始まるので、最初は鼻が詰まり、鼻水は、サラサラしたものが出てきます。そして、風邪が治るころには鼻水は黄色になって、顆粒球の反応に移って終わります。

●花粉症の原因は「ほとんどストレス」？

鼻が詰まるのは、粘膜の血管が拡張して、血流が豊富になり、粘膜が腫れているため。ストレスで交感神経が優位になった後に、反動として副交感神経が優位になって起こる現象と言えます。

つまり**鼻詰まりは、ストレスを受けた後、そこから脱却しようとする体の反応**なのです。

特に、もともと副交感神経優位のタイプで、リンパ球が多い人は、ストレスを受けた時に鼻が詰まりやすくなります。子どもの頃は、副交感神経が優位となり、リンパ球が多いため、鼻詰まりの子が多いのです。大人になるにしたがい、自然と鼻詰まりは少なくなります。

副交感神経優位が原因の鼻詰まりを治すために使われる薬は、交感神経刺激薬です。ですから、たくさん使うと、鼻詰まりは取れるけれども心臓がドキドキするという症状が出てきます。交感神経が刺激されて心臓の拍動が多くなっているわけです。

薬による分泌抑制が進むと、粘膜が乾燥して痛くなってきます。

風邪でもなく、花粉症でもなく、普段は鼻が詰まることもない人が、「どうも鼻が詰まってきた」と感じたら、何らかのストレスを受けて、そこから脱却している途中なのだと思えばいいわけです。

この鼻詰まりを治すためには、やはりストレスを取り除くのが一番有効です。

花粉症の場合も、解消法は同じです。

仕事が忙しく運動不足のため、食事などで副交感神経を優位にしてストレスを解消している人が、ある日突然、花粉症になることがあります。その理由は、極限まできたストレスを解消するために、副交感神経が極度に優位になったせいと考えられます。リンパ球がどんどん増えて、花粉に反応し始めるわけです。

花粉症の原因は、ほとんどがストレスによる疲れだと考えられます。ですから、本当に花粉症を治すには、ストレスを軽減するしかないのです。

「冷え性」を今すぐ撃退する法

●女性は「寒さ＝ストレス」を忘れてはいけない

女性の疲れに深く関係している、「冷え性」についてご説明しましょう。

「職場の室温は背広を着た男性に合わせて低く設定してあるので、手足が冷たくなってつらい」

「スーパーに行くと、冷蔵ショーケースの冷気で体が冷えてしまう」

「空調が利いた建物から外に出ると、急激な温度差で立ちくらみや頭痛がする」

男性には、あまり実感できないかもしれませんが、冷えに関連する苦痛は女性にとって、とても深刻な悩みです。

女性の多くが寒さに弱いのは、男性に比べて筋肉量も活動量も少ないことから、熱エネルギーの生産能力が劣るためです。**寒さは、女性にとって、男性が感じるよりも強いストレス**となります。

女性の体の末端や表面が冷えがちなのは、体温が下がるのを防ぐために、体の末端や表面の血管を収縮させ、毛穴も閉じて、放熱をできるだけ避けるためです。これによって、内臓などがある体の温度、「深部体温」の低下を防ぐのです。

そして、職場や、買い物先など強い冷房の中で交感神経が緊張した後、外に出たり、家に帰ってくつろぐと、急激に体温が上がり、副交感神経優位となります。その結果、血管が拡張して血流が増えるわけですが、**強く冷やされた後に、急激に血流が回復することで、だるさ、腹痛、頭痛などの症状が現れます。**

これらが、冷えに関連する苦痛や疲れの正体で、体温低下から身を守る反応であることもわかります。

いつも強い冷気にさらされていると、この反応が過激になっていきます。

ちょっとでも寒さを感じると、交感神経が優位になり、強い冷えを感じるようになり、それに対する副交感神経の反応も大きくなって、だるさ、腹痛、頭痛も激しくなります。

冷えからくる不快な諸症状を緩和するために薬を使うと、交感神経緊張に傾き、冷えの症状をさらに悪化させてしまいます。**本当の対策は、体を冷やさず、温めること**です。

●冷たい水は「口の中で常温にして飲む」

ここ数十年、現代の文明病と言えるような、さまざまな病気が増えています。これは、文明の進化で生み出された利器によって、体を冷やす機会が非常に多くなってきたからだと私は思っています。

特に、体に悪影響を及ぼしているのが、冷房と冷蔵庫でしょう。冷房によって、夏には冷気に体をさらさずには過ごせなくなりました。冷蔵庫の発達によって、私たちは食品を新鮮な状態で保存する力は手に入れたものの、食べ物や飲み物を冷たいまま体に入れることが非常に多くなっています。

体は深部体温を保とうとして、必死に頑張っているのに、冷たいものをそのまま消化器に流し込んでは、体温は一気に下がってしまいます。体力の消耗は、ますます激しくなり、活動のエネルギーも免疫力も下がって疲れやすくなり、病気の世界に入りやすくなるのです。

長い時間をかけて培われた人間の体のシステムに対し、たかだか数十年の文明の利器が、不自然な影響を与えて、病気が増えているのです。

真夏で体がほてるような時なら話は別でしょうが、普段は、冷気や冷たい飲食物は、できる限り避けたほうがよいでしょう。

「貧血」を今すぐ撃退する法

●「貧血」を起こしやすい女性、起こしにくい女性

体のだるさや立ちくらみ、眠気や吐き気を伴う貧血。これも、女性特有の疲れの症状のひとつです。貧血は、どのように起こるのでしょうか。

貧血は、副交感神経が優位な時に生じがちです。

活動量が多く、よりたくさんの酸素が必要になる交感神経優位の生活では赤血球が増加します。一方、ゆったりとした副交感神経タイプの生活では赤血球が減少するので、それに伴って貧血が生じるのです。

出産適齢期を迎えた女性は、多かれ少なかれ、副交感神経が優位になります。

～30代の女性は、恋愛や結婚をしたりと、幸せ感や充足感に包まれることが多くなるからです。心が安定したプラスの気持ちでいっぱいになると、副交感神経が刺激されます。

また、この時期は出産の準備期でもあるため、女性の体は、副交感神経を優位にすることで、女性ホルモンであるエストロゲンの分泌量やリンパ球を増やし、赤血球などを減らして活動量を抑える体調をつくり出します。胎児を宿すのは、女性の体に非常に負荷をかけることになるので、かなりの準備が必要なのです。

こうした生理現象に加えて、近年、子ども時代に恵まれた生活を送ったことで、副交感神経タイプになる女性が増えています。体質と生理現象があいまって、より副交感神経優位の体になることで、貧血が起こりやすくなっているのです。

貧血の対策として、薬（鉄剤）を飲む人が多いと思いますが、これも私は、あまりお勧めしません。赤血球などに特別な病変があるなら、別途検討が必要な場合もあります。しかし、出産前に起こる女性の貧血は、出産後、子どもの世話にかかりっきりという忙しい状態になると、症状は改善されます。交感神経が優位になるよ

薬より「自分の免疫力」を信じる！

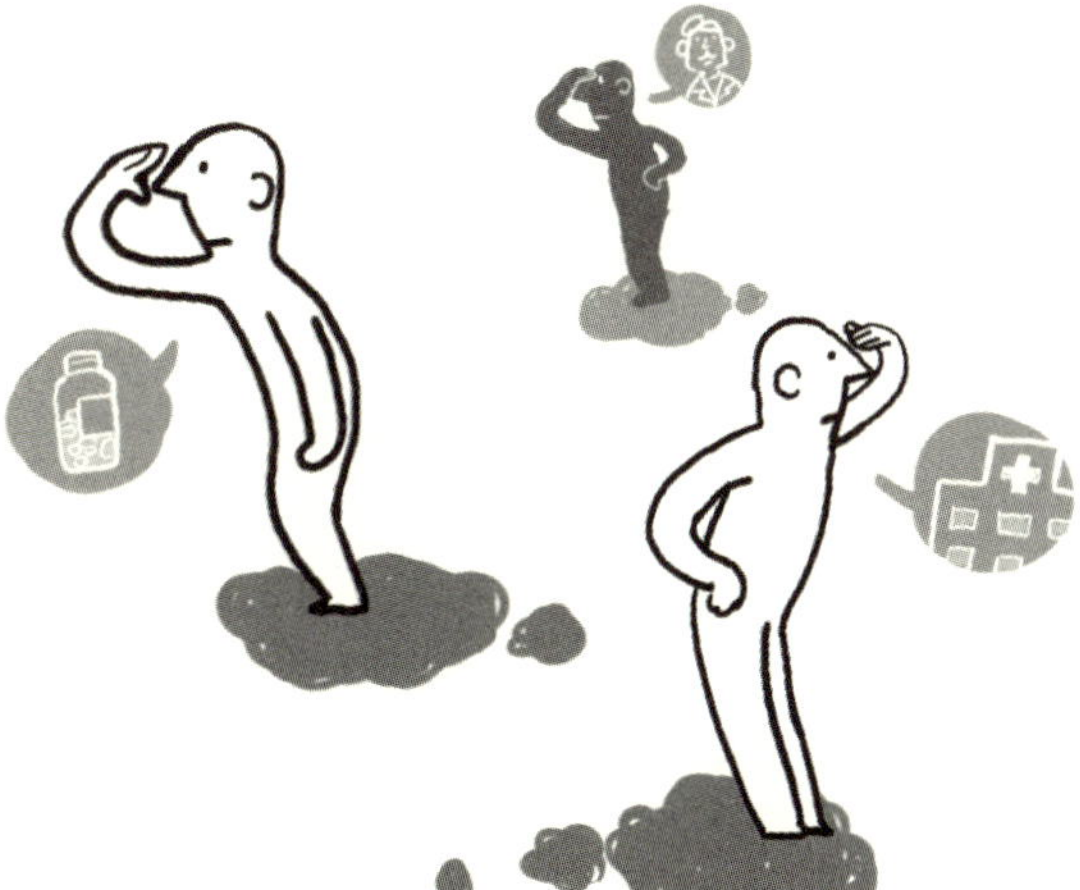

うな活動的な生活になるからです。

このように生活スタイルが変わることによって、赤血球は増え、貧血は自然に解消されていきます。

「更年期障害」を今すぐ撃退する法

●40代の女性が「絶対に気をつけるべきこと」

更年期障害も、女性の疲れに関わるものです。

症状の出方は個人によって差がありますが、40代半ばから50代半ばまでの10年間がこの期間にあたります。これは、閉経前後の10年間、卵巣機能が低下し、エストロゲンなどの女性ホルモンが減少することによって生じます。

症状は多岐にわたり、のぼせ、発汗、手足の冷え、耳鳴り、頭痛、肩こり、腰痛、疲労倦怠感などがあります。また、イライラしたり、気分が落ち込んだりする精神症状も現れやすくなります。

これらの症状の遠因となっているのは、エストロゲンの分泌量の減少によって、交感神経が優位に傾くことによる、血流障害です。

誰でもホルモンは減少していきます。しかし、人によって更年期障害の症状の出方に違いが出るのはなぜでしょうか。

この差を生じさせるのが、ストレスの多寡です。私は、更年期の症状の程度は、ホルモン量の減少そのものというより、**ストレスの多寡による、自律神経の乱れの程度によって決まる**と思います。

考えてみれば、女性の40代後半から50代前半は、生活上のストレスが数多く重なる時期でもあります。

たとえば、思春期に差し掛かった子どもとの葛藤が生じやすく、子どもの進路や教育費の増大でも悩みます。

また、この時期の夫は、仕事上の責任も重くなり、夫婦関係にストレスが生じやすい時期でもあります。互いの両親の介護の必要まで生じてくれば、たいへんなストレスがかかることでしょう。

ただでさえ、ホルモン量の低下によって交感神経が緊張しがちなのに、ストレスによって、それが加速されるため、更年期の症状が悪化するのです。

●たまには「家事に手を抜く」意識

病院では、更年期障害の諸症状に対する薬が処方されるのですが、たいていは交感神経刺激の要因になるので、お勧めできません。

また、女性ホルモンを補充する療法もありますが、これも、お勧めしません。

女性ホルモンはステロイドと同様にコレステロール様の物質なので、**外から補充していると、酸化し体内に蓄積して、交感神経を刺激する**ようになります。長期的に補うと、発がんや老化のリスクも高まると考えられます。

もちろん、ホルモンが出ない場合などに補充するのはいいとは思いますが、生理現象として自然に減っていくものを無理に補充するのは、私にはどうしても浅はかな対応に感じられるのです。

更年期障害の対策も、王道はやはり**対症療法ではなくて、生き方の見直し、ストレスの軽減**でしょう。

また、血流障害と、交感神経の緊張を少しでも和らげるために、積極的に体を温めるとよいでしょう。

「子どものアレルギー」を今すぐ撃退する法

●病気になる子どもは「こんな前触れがある」

私たちは昼間、仕事をする時、自然と交感神経が優位になり、筋肉を緊張させています。

仕事が忙しい日などは、一日のほとんどを交感神経優位の状態で過ごすことになります。すると、夜になっても、筋緊張が残るという症状が出てきます。

睡眠中に「肩がこる、腰が張る、こむら返りが起きる、指がつる」という独特の筋緊張が出てきたら、その人は交感神経の緊張で疲れていると言えます。交感神経タイプの疲れレベル3あたりの現象です。そんな症状が出てきたら要注意。**病気になる前触れ**だからです。

子どもの場合、筋緊張は、夜間の歯ぎしりの形で現れがちです。寝てから、「ギーギーギーギー」と歯ぎしりするのは、子どもに精神的な負担がかかっているからだと考えられます。

仕事や勉強のほか、心理的なストレスでも、交感神経は緊張します。大人の場合は、さまざまな悩み事、怒り、抑圧された感情などが交感神経を緊張させます。ストレスがもとで交感神経の緊張が続くと、疲れが発生します。

子どもの場合は、**親の心理的ストレスを感知すること自体が自分のストレスになる**ことが多いようです。

「心にゆとり」が生まれる習慣

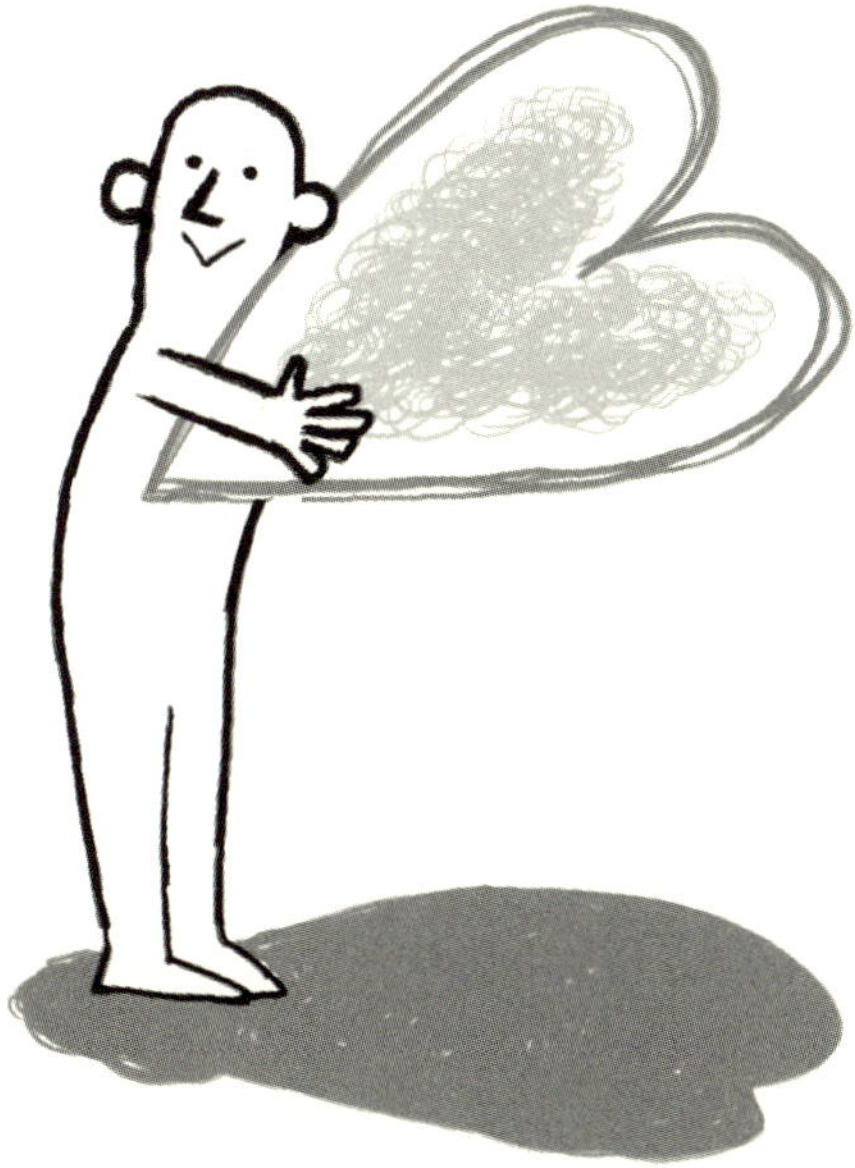

たとえば、お父さんが、夜遅くまで長時間労働をして、なかなか家に帰ってこないと、お母さんの心が満たされなくなり、交感神経が優位になる。そのお母さんと接している子どもは、お母さんの不安を感じ取って交感神経が優位になる——。

私たちは、心が満たされている時には、ストレスを受けても心のゆとりを保てるものです。

しかし、お父さんも忙しい、お母さんも心のゆとりがない、あるいは両親とも働きに出て家にいないとなると、子どもは常に漠然とした不安を抱えながら毎日を過ごすようになり、心にゆとりがなくなります。そして、家庭にたまったストレスを身に受けてしまうのです。

ストレスがさらにひどくなると、子どもには、夜の歯ぎしりどころか顎《がく》関節症やアレルギーの症状などが出てきます。

現代の子どもたちは、日ごろから、甘いものを食べ、運動不足で副交感神経優位となり、リンパ球体質ができ上がっています。

そこに、家庭のストレスが押し寄せると、一気に交感神経が優位となり、それを排泄しようとして、副交感神経が優位となります。ここで、ぜんそくやアトピー性皮膚炎などのアレルギーの症状が発生するわけです。

●「親の疲れ」が「子どものストレス」になる

子どもにアレルギーが発生した場合の対処法は、2つあります。

①まず、**子どもにかかる家庭のストレスを軽くしてあげる。**
②次に、**精神や体を鍛えたり、乾布摩擦をしたり、太陽の光を浴びたりする**などして、徐々に、子どもの副交感神経が過剰優位になった体質を改めてあげる。

子どものストレスを解消するには、親自身が仕事量を減らすか能力を上げて休息を取るなど、疲れをためないことも大切です。

対症療法として、抗ヒスタミン剤やステロイド剤を長期にわたって使うのはお勧めできません。**アレルギーの症状は、普通は大人になって交感神経優位の体質に移行するにつれ治まっていくもの**です。

ところが、ステロイド剤を長期間使うことにより、ステロイドが、酸化コレステロールという過酸化脂質に変化して体内に沈着し、炎症の原因になるのです。

これが、近年、増加している成人のアトピー性皮膚炎が治りにくい真の原因です。

「メタボリック症候群」を今すぐ撃退する法

●「よく食べる人」は疲れをためない

疲れとの関係が深い現象をさらに2つご紹介しましょう。

これらは一般的には、悪者として扱われることが多いのですが、実は、体が自分を守るために起こす反応だと知って驚く人もいるかもしれません。

近年、中高年にメタボリック症候群（内臓脂肪症候群。通称メタボ）への注意が促されるようになりました。

メタボとは、内臓脂肪型肥満に加え、高脂血症、高血圧症、高血糖のうち2つ以上を併せ持った状態のこと。動脈硬化などを引き起こす可能性が高くなることから、注意が必要というわけです。

「脂肪がたまりすぎて危ない」など、症状だけ見て一方的に悪者扱いをされているところが気になります。よくよく原因を見てみると、実はメタボは体を守る反応であることがわかるからです。

私が住む新潟には、中小企業の数が多く、40代くらいの若い社長がたくさんいます。その社長たちを前に講演する機会があるのですが、皆さん一様に、立派なお腹をしていて、顔色が黒い。

なぜかと言うと、交感神経の緊張状態が続いているからです。中小企業の社長は、ほとんど一人で、企画から販売まで考えなくてはなりません。ですから、連日、遅くまで仕事をして、夜は接待と、毎日たいへんなストレスにさらされ、とても疲れているわけです。

そんな彼らにとって、交感神経の緊張を解くために、つまりは**疲れを取るために一番いいのが、食べること**です。

食べると、副交感神経が優位になり、体がリラックスモードに入ります。これは、疲れから身を守るための、体の反応なのです。

胃腸が強く、よく食べ太ることができる人がタフなのは、そのためです。

逆に、疲れ解消のために食べることもできず、やせている人は、さらにやつれてしまいがちです。

●駅の階段を上って息が切れた人が「やること」

メタボも同じような体の反応です。

ただし、太り続けることができているうちは、食べることで疲れが解消されるので、体はもちます。

しかし、度を過ぎると、移動の際に体に負担がかかり、階段を上るだけで息が切れ、廊下を小走りに急いだだけでも息が切れてしまう。

こうなると、太ることが、リラックスを得る手段から、さらなる疲れの原因そのものとなり、一気に交感神経が優位の世界に入ってきます。すると、組織破壊もあいまって、心臓や血管に負担がかかり、心筋梗塞や脳梗塞に近づくので、それは危ないというわけです。

40代前半は、太ることで身を守ることができる時期です。

しかし、そのまま太り続けると、40代後半から50代あたりで体の負担が大きくなり、必ずと言っていいほど破綻します。

太るとは、体がリラックスし自らを防衛している反応なのですが、度を越すと、さらなる疲れや病気の原因となってしまうのです。

ですから、「動くことで、息が切れる」状態になる前に、「危ない」と気がついて、引き返す必要があります。

疲れをためる無理な生き方を脱却しないといけないのです。

「体のムズムズ」を今すぐ撃退する法

●「足のムズムズ」には温めるのが一番

貧乏揺すりや老人性の震えなど、無意識に起こる震えがあります。

これは、体が**血流障害やエネルギー過剰を解消しようと身を守る反応**だと、私は考えています。

これも他の症状と同じように、震えそのものを悪者扱いし抑え込む治療がなされることが多いのですが、本当の原因となっている血流障害やエネルギー過剰を解消しなければ、症状は治まりません。

私たちが、意識的に筋肉を動かす際は、脊髄の錐体路《すいたいろ》という神経経路を使っています。

一方、無意識で体が動くときは、錐体外路という経路が使われます。ですから、無意識のうちに震えの動作が出て異常が起こる時は、一般的には、錐体外路の障害であると言われているわけです。

しかし、私はそうではないと思います。

たとえば、冬の寒い日にずっと外にいると、無意識のうちにブルブルと震え出すでしょう。これは、体が熱を生産しようとした錐体外路の反応なのですが、無意識の震えも、これに似ています。

血流障害やエネルギー過剰の解消を目的として錐体外路が起こす反応なのです。

「仕事を終えた帰り道、クタクタに疲れきって電車の座席に座ったものの、足がムズムズしてどうしても動かしたくなり、結局、立ち上がった」

「夜、寝ようとして床に入ったところ、足がムズムズして眠れなかった」

こうした経験をしたことがある人もいるでしょう。これらはムズムズ足症候群と呼ばれる症状で、これも血流障害が原因で起こります。

体の無意識の要求で足を動かすことにより、血流を回復させようとしているのです。体の要求どおり動き回ったり、血流を促すために湯たんぽで温めたりすれば、すぐに症状は治まるはずです。

貧乏揺すりをしている人を見ると、たいていは太った人です。子どもの場合も、運動不足で少し太った子が多いと思います。

彼らは、仕事中だろうと授業中だろうと体を揺すっているわけですが、それで過剰なカロリーを消費しているのです。ですから、運動などをしてエネルギー過剰の状態を脱しないと、貧乏揺すりは治りません。

貧乏揺すりへの対応としては、活発に活動させる。さらに、食事の量を減らす。ストレスや悩み事がきつくて、食べすぎに走っているなら、ストレスや悩みを解決してあげなくてはなりません。

老人性の震えも同じです。手や首が震えたりしますが、これによって血流不足を解消しようとする反応ですので、意識的に動かしてあげればいいわけです。

3章

「免疫力を高める」生き方をしよう

「疲れをためない」習慣とは？

●仕事の疲れは「仕事中に取る！」が基本

ここでは特に、忙しい平日、ＯＮの日に、どのようにして疲れをためない生活を送るといいのかを、私の体験も交えながら話してみたいと思います。

疲れは、一度ためてしまうと、体にとって大きな負担となり、回復するにも長い時間がかかり、解消費用も高くつくようになります。

疲れをためないためには、**疲れが発生したその時、直後に、こまめに取る習慣をつけられるかどうかが勝負**です。

「運動する時間がない」

「スポーツクラブに入ったが、通えなくて退会した」

24時間「免疫力が高まる」生活

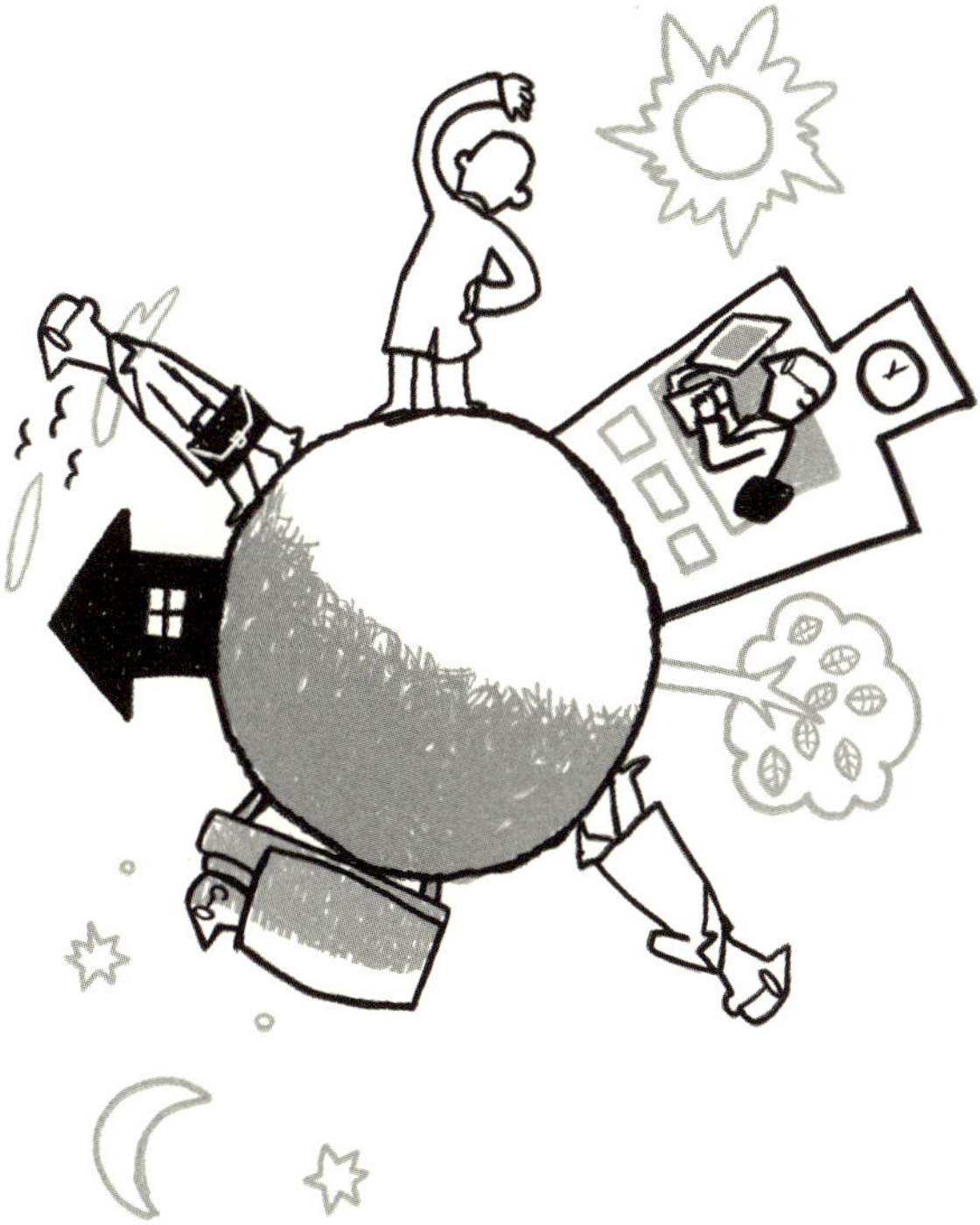

そうした話をよく聞きますが、わざわざ仕事時間とは別に、まとまった時間を取ろうとするから、できないのです。

また、たまった疲れは、一回の運動で一気に取ることはできません。

ですから発想を変えましょう。

特別に時間を確保するのが難しいのでしたら、まず、**「疲れが発生する時間の中で、疲れを取り除く時間も確保してしまおう」**と考えましょう。このほうが、時間も手間もお金もかからず、簡単です。

そして実は、これが体を守る最低ラインなのです。最低ラインをクリアしたうえで、週1回や2回、特別な機会を設けてまとまった運動をするようにすれば、いずれ「疲れない体」をつくることも可能でしょう。

「そんなこと、当たり前だ」とわかってはいても、なかなか実践できないのが現実でしょう。

あなたは、一日に何回、血流を回復させるための体操をしていますか？

「0回」や「寝る前のストレッチで、1回」などという方が、ほとんどではないでしょうか。

人間は、体のある場所に疲れがたまり、血流障害が起きると、本能的に、その部分を動かしたり、伸ばしたりして、回復を図る感性を持っているものです。

しかし、真面目な人は、2時間も3時間もぶっ通しでデスクに向かって仕事をしてしまいます。交感神経が緊張しきって、体の声を聴けなくなり、疲れをためてしまうのです。

一方、ズボラな人は、「地味で細かい実践など、やってられない」と、体の発するサインに注意を払わず、破綻するまで突っ走る傾向があります。

疲れがたまって、体が壊れてからでは、遅いのです。ONの日こそ疲れをためない生活を、ぜひ習慣にしましょう。

「血流を回復させる」習慣とは？

●1時間に1回「心がのびのびする！」

再三述べているように、疲れを取るためには、体の声を聴くことが大事です。

しかし、仕事に集中している時は、交感神経が緊張し続けている状態で、体の声を聴こうと思っても聴くことができません。交感神経優位では、知覚に必要な神経伝達物質の分泌が抑制されているからです。

神経伝達物質の分泌を促進するには、強制的に、副交感神経を優位にする時間を確保しなくてはいけません。

タイミングは、1時間に1回。

これがベストです。

体も心も簡単リフレッシュ！

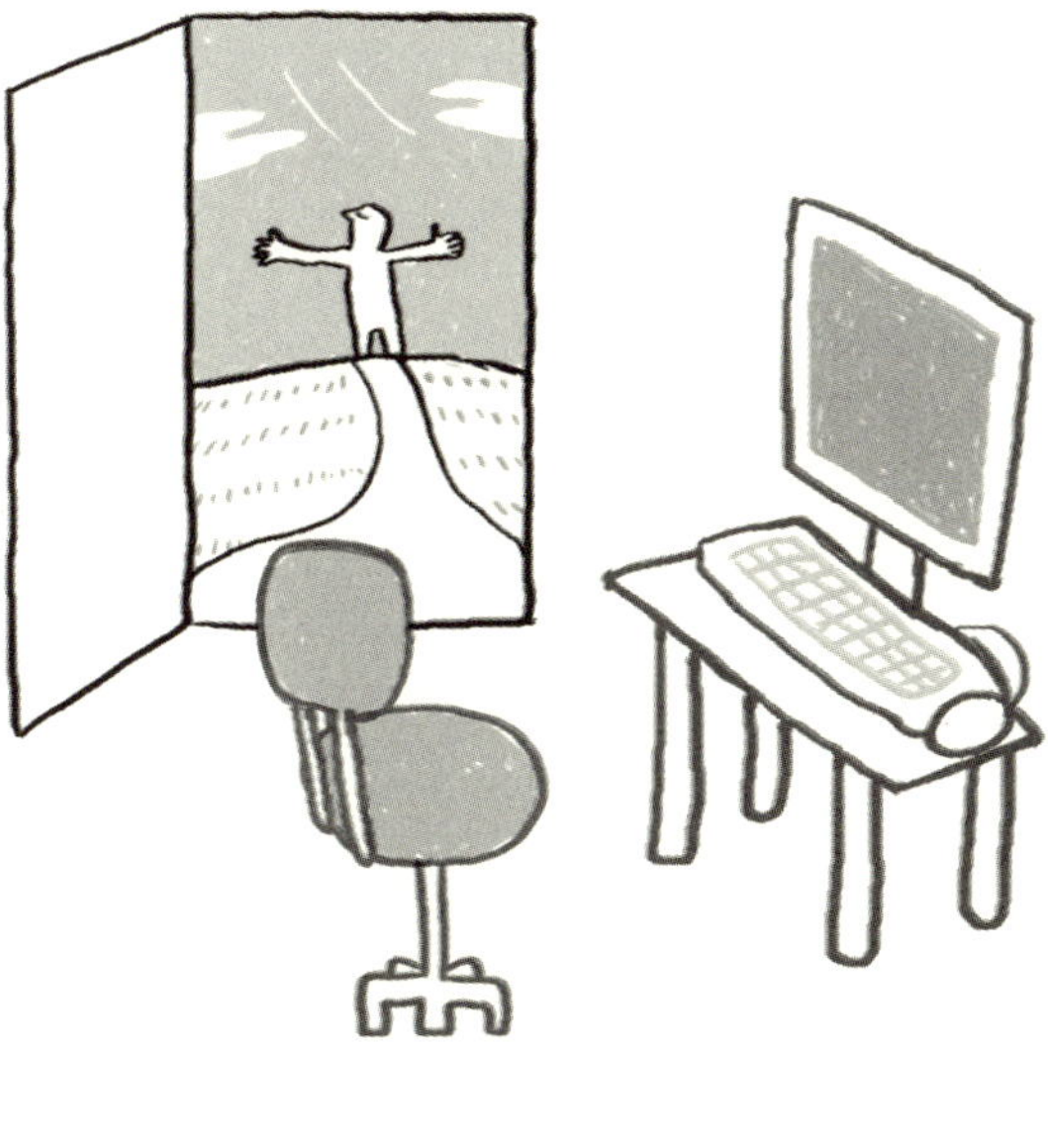

必ず集中を解いて、休息の時間を取りましょう。そして、後に述べるように、呼吸法などを用いて、副交感神経を優位にします。

その後、自分の体に意識を向け、こっているところ、体温が下がっているところなど、血流障害が起きていそうな部分がないか、感じ取ってみましょう。感じ取れたら、その部分の血流障害を回復するような体操などをするのです（この方法は後述します）。

「一定時間たったら、いきなり体操を始める」というのもいいのですが、自律神経の働き方を知っていると、体操を始める前に、いくつかのステップを踏むことができ、効果的に休息できます。

血流を回復させ疲れを取るには、体を動かすのが一番です。その際のコツは、**仕事で続けがちな姿勢と逆の動きをすること**です。

たとえば、立ち仕事が多い人は、骨に負担がかかりすぎて骨の病気になることも多いものです。そういう人は、休み時間には、座ったり、横になったりする姿勢を取ることです。

逆に、デスクワークで座っていることが多い人は、立ち上がり、腕を上げて肩の筋肉を緩めることです。

また「胸を広げる」動作も非常に大切です。

デスクワークをしている人は、書類を見たり、パソコンを使ったりして、どうしても、猫背になって、「胸がふさがる」ような姿勢が続きます。これは、肺が血流不足になり、組織障害を起こしやすくなる姿勢です。

近年、喫煙率が減っているのに、肺がんが増加傾向にありますが、その理由は実は、こうした姿勢にあると私は考えています。

主婦でも、悩みで胸がつぶれる思いをし、胸がふさがるような姿勢を続けている人は、肺の血流障害を起こしやすいので、努めて背筋を伸ばし、胸を広げる動作をすることをお勧めします。

「いつも目がスッキリする」習慣とは?

●パソコンの「連続使用時間は45分」

また、デスクワークでは、手元を凝視して目を酷使することが多いのですが、休息の時間には、必ず遠くを眺めて、目を解放してあげることです。

目の疲れは非常に危険です。単に「目が悪くなる」といった程度の話ではなくなります。

目を酷使して眼精疲労がたまった時は、実は、血圧が200近くまで上がっていることがあるのです。

これは激怒して非常に興奮している時と同じレベルの血圧です。当然、交感神経も強く緊張しており、それが継続すると、疲れが取れなくなり、どんどん蓄積していきます。すると、全身の血流が滞ってしまい、やがて組織破壊へと進んでいくわけです。

眼精疲労が引き起こす疲れは、「視力が落ちて、後頭部や肩がこってくる」というレベルではなく、**全身的な血流障害にまで行き着く**ということを知っておいてください。

パソコンのモニターは、テレビを観る時の2倍ほどの負担が目にかかります。テレビは、ある程度離れた位置から、風景として眺めることが多いのに比べ、パソコンの画面は、文字を読むなどして、何時間も集中して凝視するからです。

私は、論文や本の原稿などを書く際、原稿用紙に書いたものを、秘書2名にパソコンでデータに起こしてもらっているのですが、1人がパソコンに向かう時間は、1日4時間までにしてもらっています。なぜなら、それ以上パソコンを続けると、目に負担がかかりすぎ、疲れがたまってしまうからです。

「1日4時間では、仕事が追いつかない」という人も多いでしょう。なかには1日10時間以上も、パソコンに向かう人もいると聞きます。

そういう方は、なるべく、パソコンに向かう時間が少なくて済むように、仕事の段取りを工夫することをお勧めします。

「パソコンによる作業は、想像以上に、体全体に負担をかける作業である」と知ったうえで、**長時間パソコンに向かう時は、1時間に15分は、目と体に、相応の休息を与える**ようにしてください。

ご安心ください。疲れを解消するうえで効果的な目の体操もありますので、後ほどお伝えしましょう。

ところで近年、働く女性で乳がんになる人が増えています。

これには、オフィスで事務的な仕事をするという勤務スタイルが深く関わっていると私は思っています。

オフィスでは、夏は冷房がきつく、体を冷やす機会が多いでしょう。そのうえ、事務的な仕事のほとんどはパソコン上で処理されるので、目を酷使する環境にあります。

つまり、交感神経を緊張させ、全身の血流を滞らせる代表的な行為を、ダブルでやっているわけです。

疲れも非常にたまりやすいと言ってよいでしょう。

20～30代のうちは、体も強いので、何とか、もつでしょう。

しかし、40～50代までこうしたスタイルを続けていると、がんなどの大病をしがちです。

女性の場合、特に乳房は突出していて冷えやすいので、乳がんになる人が少なくないのです。

オフィスで事務的な仕事をしている女性には、疲れのサインに特に気をつけてほしいと思います。

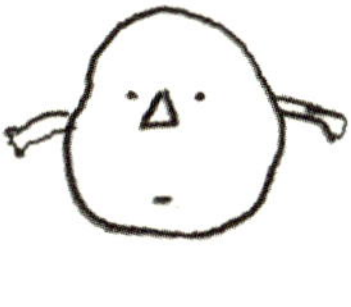

「自律神経を整える」習慣とは？

●「40秒で吐いて吸う」で自律神経が整う！

さて、ここからは、具体的な実践のコツを述べていきます。

1時間に1回の休息の際に、まずやるとよいのが、深呼吸です。

「なんだ、呼吸か」と言ってバカにしてはいけません。深呼吸は、工夫によって、自律神経をコントロールするスイッチの役割を果たすので、気分を落ち着かせて体の声を聴きやすくしたり、逆に集中力を高め、活動しやすくします。

また、体操の前に行うことで、体に酸素を取り込んで、筋肉をほぐします。さらに、肺が広がり血流を促しますので、胸がふさがる姿勢を続けている人に多い肺がんを予防することにもなります。

肺は、自分の意志で動かせない自律神経と、自分の意志で動かせる運動神経の両方から支配を受けている唯一の臓器です。

私たちは、**呼吸という意識的な行為を介して、普段は意志の支配を受けつけない自律神経を刺激し、そのバランスを整えることができる**わけです。

さらに細かく言うと、息を吸う時に交感神経が優位になり、吐く時に副交感神経が優位になります。

仕事に集中しすぎて交感神経優位が続き、呼吸が浅く速くなると、やがて酸欠に陥り疲れが生じます。

こうした時は、副交感神経を刺激しなくてはなりません。より効果的に刺激するには、**たくさんの酸素を取り込む**ことと、**吐く息を吸う息よりも意図的に長くする**ことの2つが必要です。

この2つを兼ね備えた呼吸法が、腹式呼吸です。

腹式呼吸は横隔膜を上下させることによって行う呼吸法です。横隔膜の上下によって、腸が刺激されるので、副交感神経を優位にします。

やり方は、まず、背筋を伸ばして胸を広げ、下腹部分をへこませながら、ゆっくりと、「これ以上、吐ききれない」というところまで息を吐きます。息を吐ききると、自然に息を吸う流れに入れます。

そして、意識的にお腹を膨らませながら息を吸います。吐く時間が、吸う時間の2倍以上になるようにしましょう。

吸う時は鼻で、吐く時は口をすぼめて量をコントロールすると、うまくいくでしょう。

仕事の合間に休息を取る際は、腹式呼吸を行った後、体に意識を向け、体の声を聴いていきましょう。日中リラックスしたい時だけでなく、寝る前に行うと、寝つきがよくなるでしょう。

また、夜中に何となく目が冴えて起きてしまった時も、腹式呼吸の「吸って」「吐いて」の一呼吸を1分間かけてゆっくりとやってみてください。おそらく5回も呼吸しないうちに、眠くなってくることでしょう。

1分かけて一呼吸というのが長すぎてできないという人は、最初は40秒で一呼吸してみてください。

慣れてくると、だんだん長くできるようになります。

呼吸で刺激できるのは、副交感神経だけではありません。

リラックスでなく、逆に**集中したい時や気力を出したい時は、交感神経を刺激する胸式呼吸をする**とよいでしょう。

胸式呼吸は、肋骨の動きによる呼吸法です。

まず、姿勢を正し、両手を軽く握り、顔の横に持ち上げます。

その状態のまま、ひじを左右に開きながら、口で「スッ」と勢いよく息を吸い、胸を張って空気をため込みます。

一呼吸おいた後、フッと肩の力を抜くと、自然にひじが下りますので、その時に息を吐きます。

これを5回ほどやるとよいでしょう。頭に血液と酸素が巡り、意識がはっきりしてきて、心身共にシャキッとしてきます。

「免疫力を高める」カンタン体操

●全身が温まる「8の字体操」

デスクワークが中心の人向けに、簡単な体操をお教えしましょう。最初は、私が考案した「8の字体操」です。やり方は、とても簡単です（108ページ参照）。

①まず、背筋を伸ばして立ちます。足は肩幅くらいに開きます。体の中で力が入っているところがないかチェックして、全身の力をできるだけ抜いてリラックスしてください。

②腕を上に上げます。手は自然に開いたままで結構です。

③両腕で、頭の上に、床に対して水平に、大きく「8の字」を描きます。この時に、腰から上も力を抜きながら、腕の動きに合わせて自然に揺れるようにします。これだけです。

8の字体操は、ラジオ体操の「体を横に曲げる」「体を前後に曲げる」「体をねじる」の3つの動作で使う筋肉をすべて使う運動であり、体のほとんどすべての筋肉を連動させて動かすことができます。ですから、血流を回復させるには、とても効率がよいのです。

簡単に見えますが、はじめは体がギシギシする感じがしてうまくできない人もいるでしょう。

この運動を習慣にすると、やがてスムーズにできるようになり、体の動きも、血流もよくなってきます。

特に、肩こりや背中のこりが解消されることでしょう。

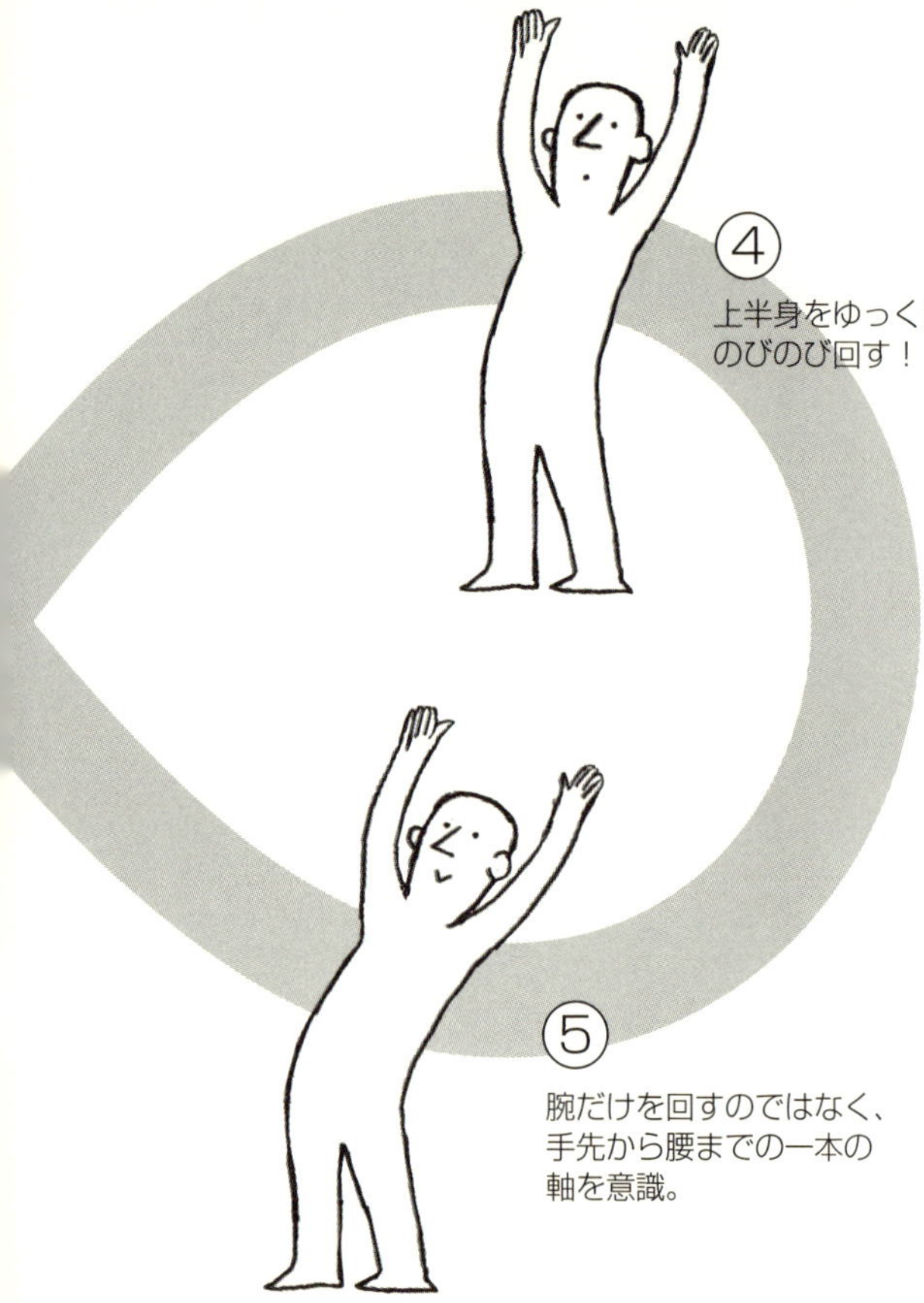
④
上半身をゆっくり、
のびのび回す！
⑤
腕だけを回すのではなく、
手先から腰までの一本の
軸を意識。

肩と背中のこりがみるみる消える

〈8の字体操〉

①
両腕を自然に上げる。
肩幅の広さに。
②
両手で床面と平行になるように頭上に大きく「8の字」を描く。
③
上体の力を抜く。

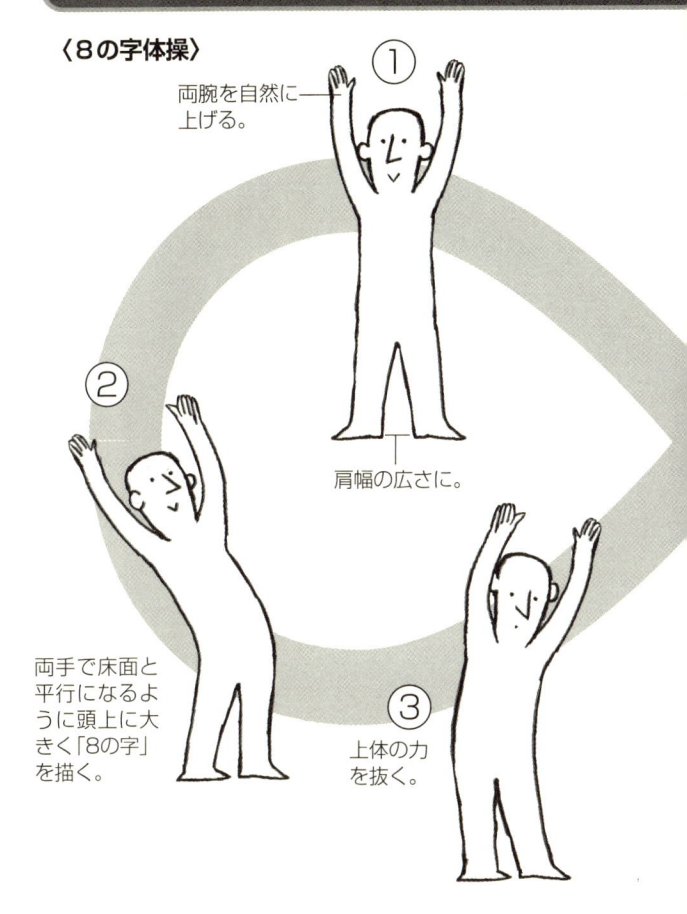

●体のこりを解消する「腰なでなで体操」

さらにもうひとつ、私が考案した「腰なでなで体操」をご紹介しておきます。これもまた非常に簡単な運動です。

次ページの図を見てください。

①背筋を伸ばして立ちます。足は、肩幅より少し広めに開いたほうが、うまくいきます。全身の力を抜いてください。両ひざは軽く曲げます。

②その状態で、まず、右方向に胴体を移動させ、右足に体重を乗せます。すると左足のかかとは自然に浮くでしょう。

重心の移動と同時に、右手で右のお尻から、右足の太ももの下のほうまでを、なで下ろすようにします。この時、上体を前に倒さないようにするのがコツです。自然と右肩が下がり、左肩が上がるはずです。すると、左の脇腹下の腰の

短時間で驚くほど腰がほぐれる！

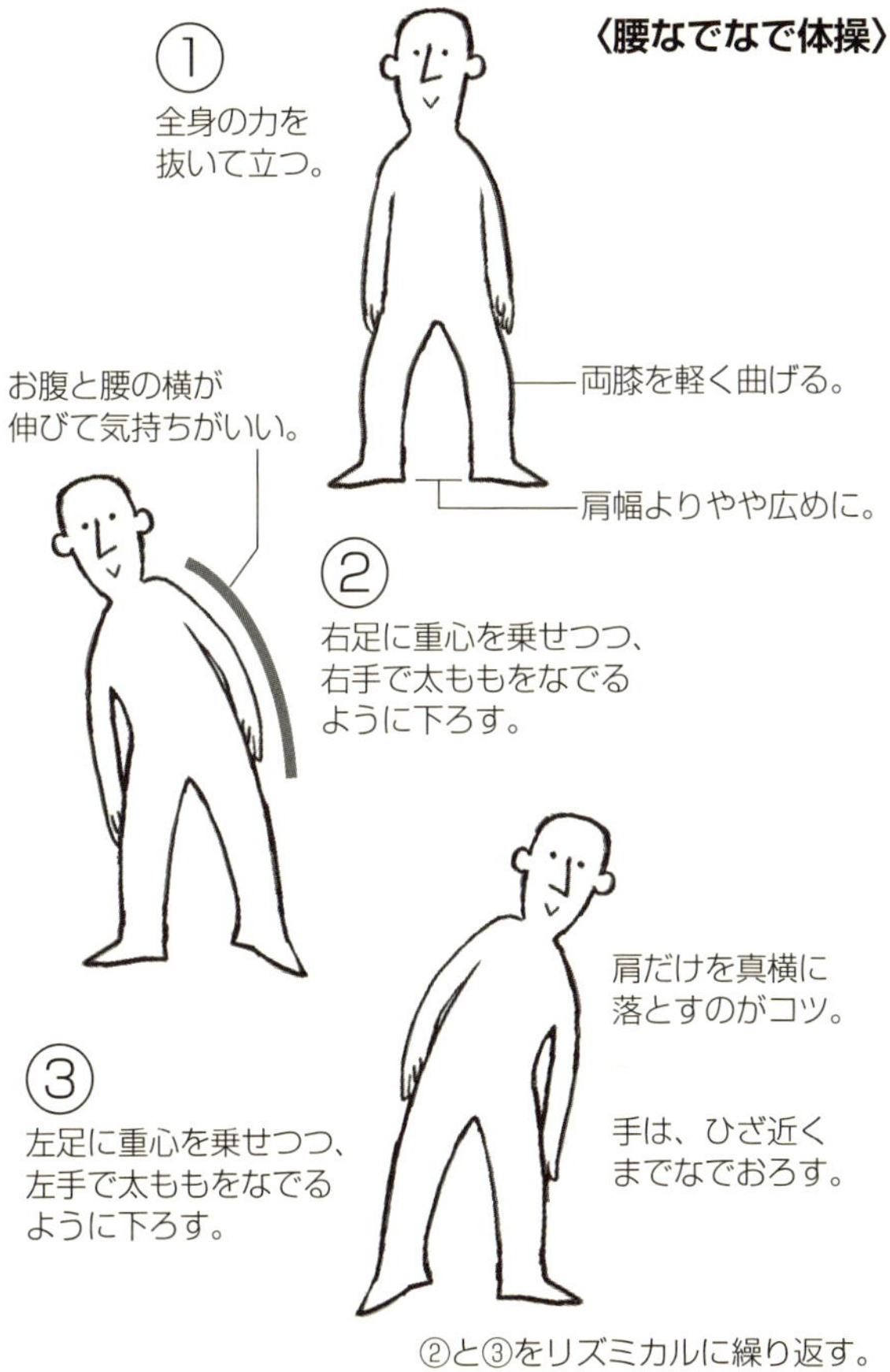
〈腰なでなで体操〉
①
全身の力を
抜いて立つ。
両膝を軽く曲げる。
肩幅よりやや広めに。
お腹と腰の横が
伸びて気持ちがいい。
②
右足に重心を乗せつつ、
右手で太ももをなでる
ように下ろす。
肩だけを真横に
落とすのがコツ。
手は、ひざ近く
までなでおろす。
③
左足に重心を乗せつつ、
左手で太ももをなでる
ように下ろす。
②と③をリズミカルに繰り返す。

筋肉が伸びるのを感じるでしょう。

③今度は②の逆です。左方向に胴体を移動させ、左足に重心を乗せると同時に、左手で左のお尻から太ももの下のほうまでなでて下ろします。

④重心の移動を十分に意識しながら、②と③をリズミカルに繰り返します。

上手にできるようになると、短時間で驚くほど腰の筋肉がほぐれ、こりが取れるのを感じるでしょう。

8の字体操も、腰なでなで体操も、リラックスしてやってみてください。短時間で、こりやすい筋肉を動かす、非常に効率のよい運動です。

体は、ひねったり、重心を移動させたりして揺らすと、姿勢をまっすぐな状態に戻そうとする性質があります。その時に、さまざまな筋肉に効率よく負荷をかけると、血流が促されるのです。

●目の疲れが一瞬で取れる「目回し体操」

先ほども述べたように、デスクワークが中心の人は、目の疲れをこまめに取る必要があります。それには、目回し体操がお勧めです。

これもとても簡単です。上、下、右、左を見る形で目を動かしていきます。また、時計回り、反時計回りにぐるぐる回してみましょう。

目をあちらこちらに向ける時は、顔を動かさないように注意することがコツ。正面を向いたまま、目だけを動かしましょう。目を開けているとクラクラする人は、目を閉じてするといいでしょう。

以上の動作を中心としながら、後は、疲れが出やすいところをほぐす動作を自分なりに工夫してつけ加え、毎日何セットかするとよいでしょう。

私も毎日、これらを組み合わせて体操をしています。

まず、深呼吸をして、筋肉をほぐします。次いで、「8の字体操」、「腰なでなで体操」をします。その後、首を前後左右に曲げたり回したりし、ひざの屈伸をし、足を大きく開いてひざを曲げ腰を落とす「また割り」をして、前屈・後屈をします。

深呼吸から前屈・後屈までの7つを1セットとして、朝食の前にじっくりと20分くらいかけて行い、後は、仕事中に疲れを感じた時に、気分転換がてら気軽に行います。

「たったそれだけ?」と思うでしょうが、これを、1年間くらい続けると体は激変します。

私の場合、玄米を食べても、20パーセントを下らなかった体脂肪率が、なんと、13パーセントにまで落ちたのです。

体重は63キロから2キロしか減らなかったのですが、すでに体操を始める少し前、玄米菜食の食生活に切り替えてから10キロ落ちていたので、十分と言える変化でした。

私はもともと体重が73キロあり、軽い肥満傾向だったのですが、食生活を変え、加えて体操を始めることにより、体を適正体重までスッキリと絞ることができたのです。

家内からは、「これ以上やせないでね」と言われるほどの変化でした。ただ、やせたと言っても、筋肉はかなりついていて、体型はがっちりしています。筋肉は、「キビキビラジオ体操」と「自己流シャドウボクシング」でついたものです。

キビキビラジオ体操とは、意識的に、すばやく、メリハリを利かせてラジオ体操をするだけです。

シャドウボクシングのほうは、別にジムに通っているわけでなく、自分なりに、ボクシング選手の真似をして、シュッシュッとパンチを繰り出して、気合いを入れたり、気分転換をしているだけです。

こうしたメリハリの利いた動きをしていると、筋肉は自然な形でついてくるわけです。

スッキリとしたエネルギー効率のよい体、疲れない体をつくるためには、手間も時間も、お金も要りません。

体の仕組みを理解して、ちょっと動作を工夫すれば、自分の体の自然な動きによって、体をつくり替えることができるのです。

「疲れた体がみるみる元気になる」爪もみ療法

●親指から順に「10秒間もむ」だけでいい！

もうひとつ、毎日、手軽に自分でできる体質改善、疲れ解消の方法があります。私の共同研究者の外科医・福田稔医師が考案したもので、「爪もみ療法」と言い、自律神経のバランスを整える効果があります。

やり方は簡単で、**両手の10本の指の爪の生え際を押しもむ方法**です。時間は1回に3分もかかりません。

次ページの図を見てください。もむ場所は、爪の生え際の角です。厳密にこの点を、というのではなく、おおよその位置で結構です。

「気になる症状」は20秒もむ

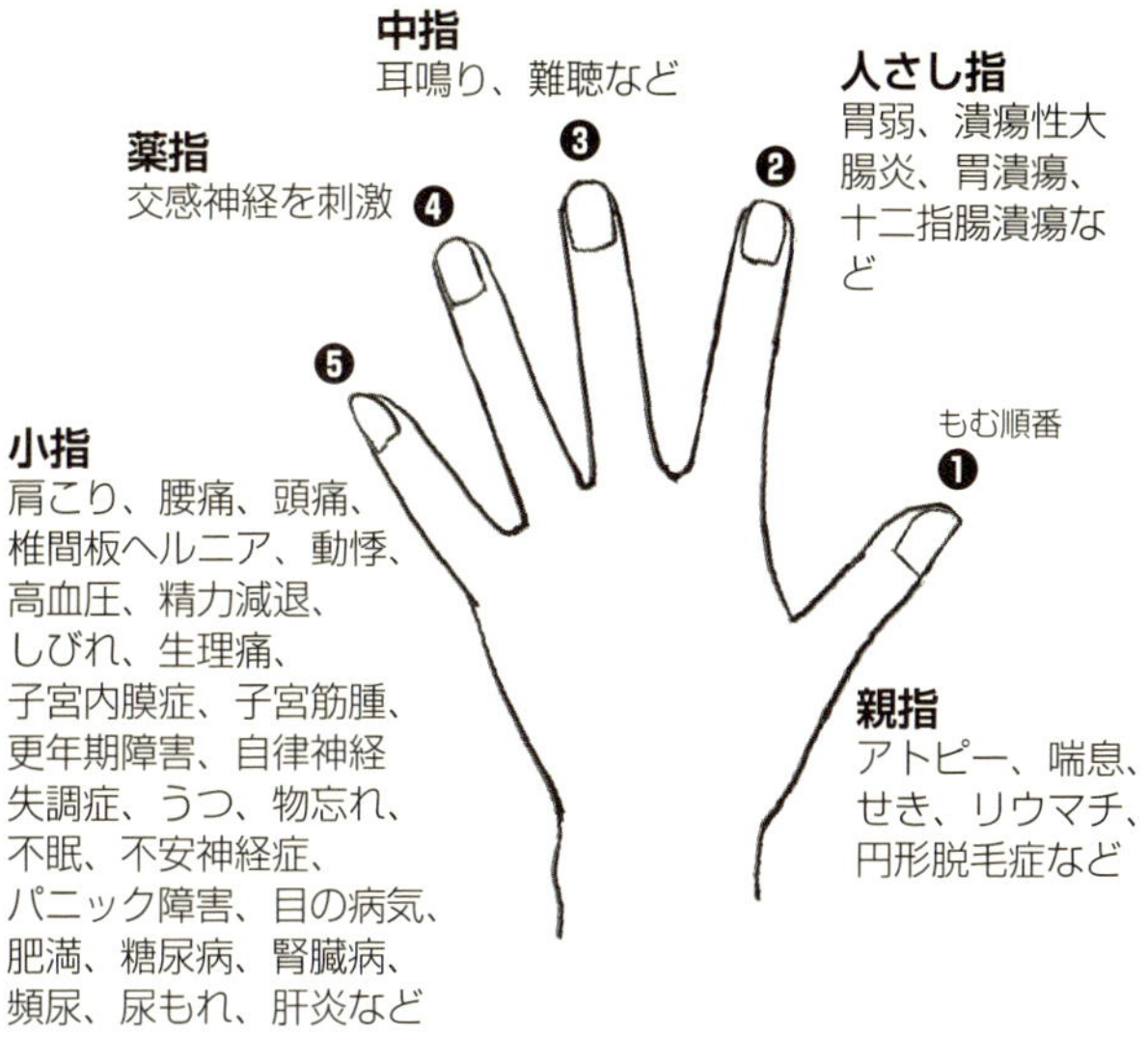

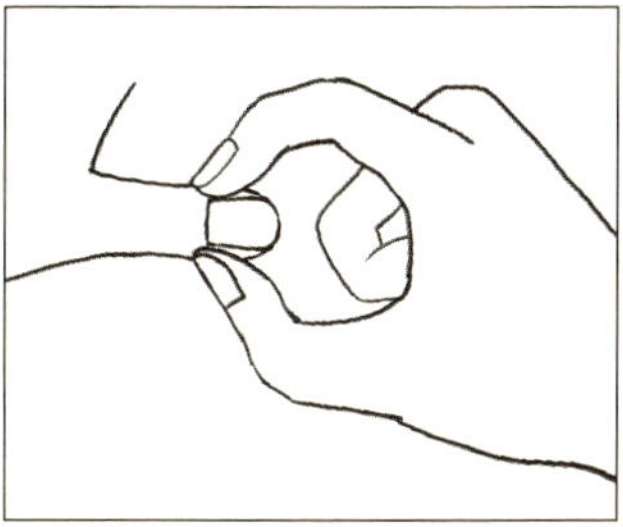

爪の生え際の角をつまみ、10秒ずつ押しもみする。治したい症状がある場合は、対応する指を20秒ずつ。

少し痛いと感じる程度に刺激する。

もみ方は、たとえば親指の場合、爪の生え際の角2点を、もう一方の手の親指と人さし指で挟んで、**少し痛いと思うくらいの力で、10秒ほど押しもみます**。

順番は、親指から始め、人さし指、中指、薬指、小指の順にもんでいきます。片方の手が終わったら、もう一方の手の指を、同様に親指から順番にもんでいきます。図に示しているように、各指には、もむと効果のある器官や症状に対応したツボがあります。

親指は肺などの呼吸器、人さし指は胃腸などの消化器、中指は耳の症状、小指は心臓や腎臓などの循環器の働きを高める効果が期待できるでしょう。薬指は交感神経を刺激し、他の指は副交感神経を刺激します。

全部の指をもむことで、自律神経のバランスが整い、交感神経が優位になっている場合はそれが抑えられ、副交感神経が優位となります。治したい症状がある場合は、該当の指を20秒ほど押しもむとよいでしょう。

一日にもむ回数は、2～3回で大丈夫です。休憩時間や、通勤途中の乗り物の中、入浴中などに、手軽にできます。早い人は数日で、遅い人でも1カ月くらいで、疲れの症状が改善してくるでしょう。

新しい生き方①「週に1日は定時に帰る」

●夕方になると、なぜ「体が重くなる」？

仕事をしている人で、「夕方を過ぎると、急に体が重くなる」経験をしたことのある人は多いのではないでしょうか。

もちろん、一日の疲れがたまってきたからでしょうが、自律神経の日内リズムを見れば、理由も明らかになります。

すでに述べたように、人間の体は、午前中から日中にかけては、交感神経を優位にして仕事モードの体となります。やる気が出てきて元気に活動するモードです。

そして、夕方ごろからは、**夜の就寝に向けて副交感神経が優位になり、体は休息**

モードに入ります。血流も回復し、気分はリラックスしてきますので、本来でしたら、ここで「体が軽く」感じられるはずです。

ところが、多くの人は、夕方になっても相変わらず仕事を続けています。活動に向かない休息モードの体を鞭打って、無理して動かす不自然なことをして、その分、体への負荷が高くなるのです。

つまり、体の日内リズムを無視して、夕方以降も働き続けるスタイルによって、「夕方以降、急に体が重くなる」現象が生じているわけです。

体の自然なリズムから見れば、夕方以降も仕事をするのは、とても不自然な生活だと言えます。

本来、夕方以降は、副交感神経優位になり、一日の疲れを洗い流す時間なのですが、ここで、さらに働き続けると、一日の疲れを取ることができないばかりか、昼間よりもさらなる疲れを積み増すことになり、**典型的な疲れをためる生き方**になります。

そもそも夕方以降は、副交感神経優位になるので、集中力も落ち、体も動かず、仕事の効率は極めて悪くなるはずです。ですから、昼間よりも、ストレスもたまりやすくなっているでしょう。

このように、夕方以降は、仕事の能率が悪くなり、さらに仕事をすると健康を害する時間帯なのです。

よい仕事を長く続けていくには、いかに、この時間に仕事をせず、休息を確保するかを考えなくてはいけません。

書店には、「定時に仕事を終えるための仕事術」という趣旨のビジネス書も出ていますが、自律神経や免疫学の立場から言えば、非常にお勧めです。**疲れをためない、病気にもならない生き方の実践になる**からです。

残業は、長くても2時間、午後7時には仕事を終えるべきです。もし、あなたの職場に、きちんと仕事を終えて夕方に帰る人に対して、「暇なの？」と言ってしまうような「長時間労働の美学」があるなら、それを捨てたほうがいいでしょう。

夕方以降はできるだけ仕事をしないことが、いい仕事を長く続けるために、ぜひ必要なことなのです。

新しい生き方②「いつもより30分早く寝る」

●こまめに「仮眠を取る人」は病気にならない

先ほど、仕事を定時に終えなさいと述べましたが、多くの人はなかなかそうはいかないでしょう。

現代は、寝不足で睡眠時間は4～5時間、そのためいつも疲れているという人がかなり多いのではないでしょうか。

仕事が立て込んでいる一定の期間なら仕方ありません。でも、恒常的に睡眠不足の生活となると、40代50代で大病しかねません。

睡眠不足になるほど忙しい人には、定時に帰れとは言いませんから、まず、一日の睡眠時間を1時間増やすよう努力してください。

睡眠時間を1時間増やすというのは、1時間早く帰れということではありません。**30分昼寝して、30分早く帰って寝る**ことを提案したいのです。30分単位の時間調整ならできないことはありませんよね。たかが30分単位の時間調整でも、体を守ることにつながるのです。

夜間十分に睡眠時間が取れない人にとっては、30分程度の仮眠でも、疲れを取り、体の調子を整えるために必要です。

この程度の仮眠なら、昼食の後に取るのが効果的でしょう。交感神経が優位になっている昼間でも、食事の後は副交感神経が優位になるので、眠りに入りやすいからです。

また、居眠りのタイミングとしては、通勤電車などの車中もよいでしょう。また、都会では、昼寝の場所を提供するサービスを活用するのもいいでしょう。徹夜で仕事をしている人も、短時間でも仮眠が取れれば、疲れもずいぶん違うはずです。

寝不足になりがちな人は、**15分でも30分でもいいので、眠れる時にすぐ眠るとい**

う「居眠りの達人」になると、少しは体を守ることができるようになります。

昼間に何とか30分の昼寝時間を確保し、帰る時間を30分早くして、合わせて1時間多く睡眠時間を確保するのです。

こういうやり方なら、仕事の段取りの工夫や、ダラダラしている時間を削るなどして、何とか確保できるでしょう。

ただ、もちろん、こうした努力は、あくまで繁忙期の一時期をしのぐための工夫にすぎません。

基本的には、睡眠時間を削ると確実に疲れがたまり、最後は病気が待っていると知って、生き方そのものを正してください。

「疲れない体をつくる」食べ方・食べ物

●「甘いものが好きな人」ほど疲れやすい

私たちは疲れた時、疲れを取ろうとして、何かを食べたり飲んだりします。交感神経の緊張が続き、体が血流不足になったり、血糖値が下がっている状況を、「食べる」という副交感神経のスイッチを入れる行為、糖を補給する行為で、何とか緩和しようとするからです。

さて、疲れた時に食べたくなるものとしては、甘いもの、酸っぱいもの、辛いもの、冷たいものなどの刺激的なものがあります。

実はそれぞれ、体に及ぼす効果が違います。ですから、当然、疲れの取れ方も違ってきます。

疲れた時に、つい手が伸びてしまうのが、甘いもの。昼間ブレイクを入れる時や、夜、帰宅後などに、口に入れてしまいます。

疲れた時は、低血糖になっているわけですが、甘い食べ物は、副交感神経を刺激してリラックスを促し、手っ取り早く血糖値を上げてくれるので、疲れにはよいわけです。

ストレスと疲れが蔓延する現代社会では、スイーツが人気になる理由もわかるような気がします。

しかし、**甘いものの摂りすぎは、実は疲れやすさのもとになります**。

甘いものに含まれる砂糖は、ショ糖と呼ばれ、体のエネルギーになるブドウ糖にまで分解される過程が短く、体内に入ると、急激に血糖値や体温を上げる作用があります。

一見よさそうに見えますが、血糖値が急激に上がることで、血糖値を下げる働きのあるインスリンの分泌を誘発し、今度は、急激に血糖値も体温も下がります。この下がり方が早いので、短時間で低血糖になり、すぐにお腹がすいて、何かが食べたくなってきます。

見た目には、急激に交感神経が優位になって興奮したかと思うと、すぐに血糖が下がって疲れ、お腹がすくという不安定な状態になってきます。

そしてまた、すぐに血糖を上げてくれる甘いものに手が伸びるという悪循環に陥ります。

こうして、甘いものに対する依存的な状態が出てくるわけです。

甘いものは、頭や体をフルに使って血糖が下がり、極度に疲れを感じた時に、回復のため少量を摂るレベルならよいでしょう。

コーヒーに少しだけ砂糖を入れる程度です。これで、1～2時間仕事ができる血糖値になります。

基本的には、**エネルギーのもとになる糖は、きちんとした穀物などの炭水化物から摂るようにすべき**です。

炭水化物から摂る糖は、多糖類なので分解に時間がかかり、体内に入っても、ゆっくりと血糖値が上がっていくので、急激に血糖を下げようとする作用も働きません。こうした状態で、甘いものを少し摂るくらいなら、血糖値も大きくは変動しなくなります。

●しょうがは「体を温める特効薬」

仕事などで疲れた時は、体をシャキッとさせたいがために、キンキンに冷えたものや、辛いものなどを食べたくなりがちです。

しかし、こうした刺激物は、交感神経タイプの疲れにとっては、かえってよくありません。

交感神経タイプの疲れを取るためには、副交感神経を優位にしなくてはなりません。

しかし、**冷たいものは、体を冷やして血管を収縮させ、交感神経を刺激します。**

また、**辛いものは、体を興奮させるので、これも交感神経を緊張させます。**両方とも、ますます交感神経の緊張に拍車をかけるのです。

交感神経タイプの疲れによいのは、体を温めるものです。温かい紅茶にしょうがを入れて飲むしょうが紅茶などはお勧めです。

疲れた時に、少しだけ酢の物を摂るとよいという話もよく聞きます。

これは、自律神経の働きから見れば、理にかなっています。

たとえば、酢の味を思い浮かべてみてください。

思わず唾が出てくると思いますが、これは、体が、酸っぱさを「いやなもの」と認識し、それを排泄しようとして、副交感神経を優位にし、体の分泌機能を活発化しているからです。

酸味や苦味によって生じた、排泄を促進する副交感神経の反応を、私は「いやなもの反射」と呼んでいます。

これは、交感神経タイプの疲れに効きます。血管を開いて血流を回復し、分泌活動を活発にし、リンパ球の働きを活発化させることで、体の中の疲労物質や老廃物が排除されるからです。

ただし、酢を摂りすぎると、体を壊します。**酢は、体にとって不要な老廃物**だからです。

私たちは、炭水化物を摂った後、それを酸化させてエネルギーを取り出していま
す。

そこで取り出した後の残りかす、つまり老廃物がアルコールや酢酸です。子ども
たちは、皆、酢が嫌いです。

体にとっては不要なもの、摂りすぎるとよくないものであることを本能的に知っ
ているからでしょう。

ですから、酢が体によいのは、あくまで少量を摂った時で、排泄反射が起こり、副交感神経を優位にするからです。

排泄反射が起こるということは、体にとってよくないのですから、摂りすぎると体を壊すわけです。

「疲れない体をつくる」飲み方・飲み物

●疲れには「砂糖ミルク入りのコーヒー」が効く！

仕事や外出から帰ってきた時に、私たちはお茶やコーヒーを飲んで一服します。それは、含有されているカフェインの作用を体が求めるからです。

カフェインには、副交感神経と交感神経の両方を刺激する作用があります。本来は、交感神経を刺激する興奮作用を持っているのですが、少量だけ体に入ると、まず、体が苦味を感じて「いやなもの反射」を起こします。

こうして、短い時間だけ排泄反射が起き、副交感神経が優位になってリラックスします。

カフェインには利尿作用があるので、お茶やコーヒーを飲むとトイレに行きたくなりますが、これは、副交感神経の排泄反射によって引き起こされているわけです。

しかし、カフェイン自体は、本来、体を興奮させる作用を持っているので、副交感神経の反応が終わったころに、交感神経を刺激し、体を興奮させ、元気が出てくる反応が起きます。

お茶を飲んで一服する時は、まず、リラックスして、その後元気が出て、また仕事を始めるという流れになりますが、これは、自律神経の反応をそのまま反映した現象であるわけです。

これは、カフェインが入ったものなら、コーヒーでも、日本茶でも、ウーロン茶でも同じようになります。

ただ、疲れがちょっときつい時には、砂糖を少し入れたコーヒーや紅茶がよいでしょう。

砂糖を少し入れると、リラックス作用が大きくなります。

また、ミルクを入れると、脂肪が加わるので、リラックス作用の時間が長くなります。

「1杯のコーヒー」で体がたちまち元気に！

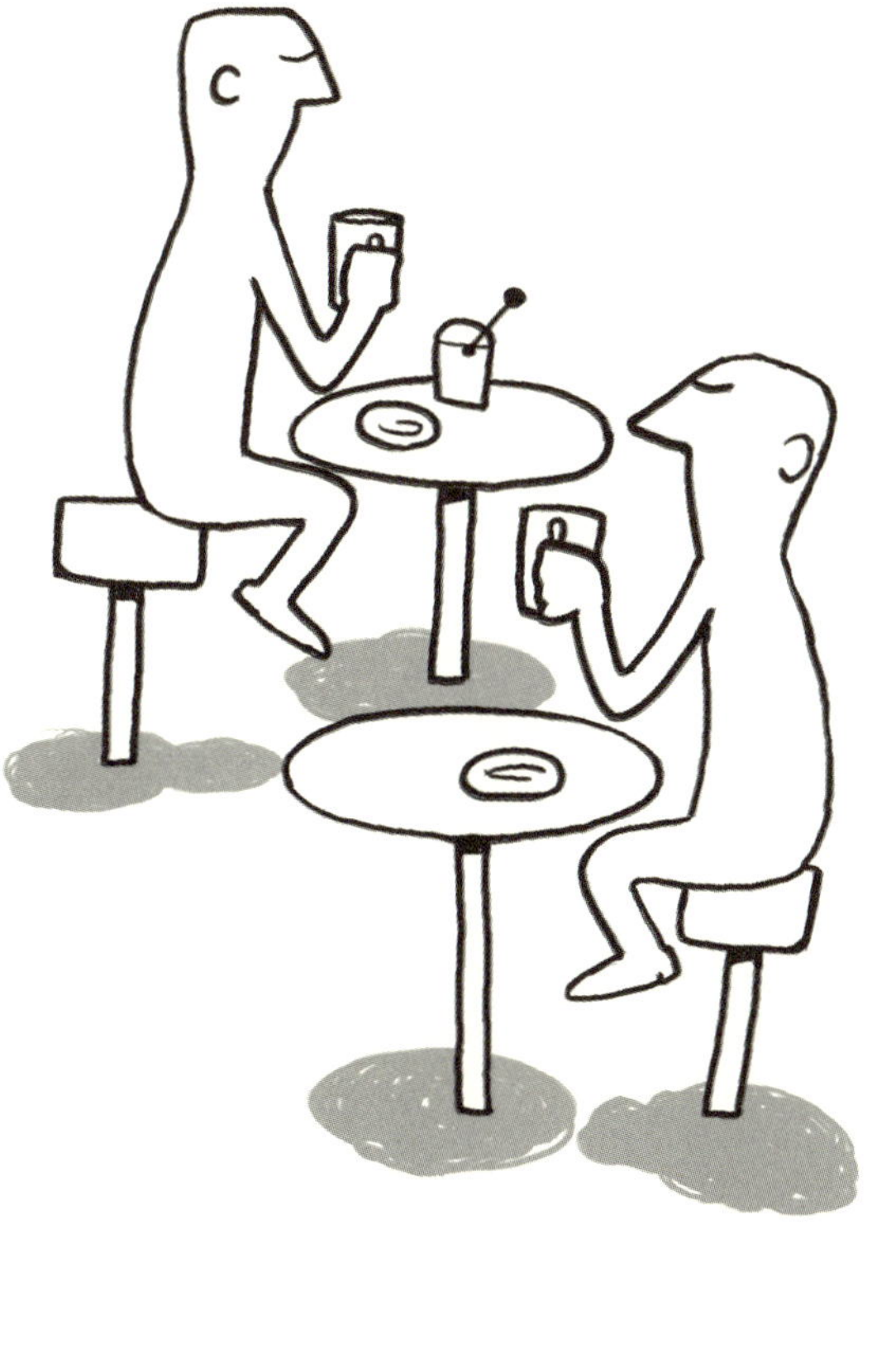

砂糖とミルクには、リラックス作用を強め、長くする働きがあるわけです。

したがって、コーヒーや紅茶を飲むにしても、すぐに興奮と元気がほしい時には、ストレートで飲むとよいでしょう。

少しリラックスをしてから元気がほしい時には、砂糖を入れ、さらにリラックスしたい時には、ミルクを入れるとよいのです。

ちなみに、紅茶にはレモンも入れますが、レモンも、あの酸っぱい味が副交感神経を刺激して「いやなもの反射」を起こすので、リラックス作用が深まります。

自律神経の面から見れば、世界中で長い間飲まれ続けている飲み物には、リラックスと元気づけ用の両方の作用があり、愛される理由がわかります。

さらに、砂糖やミルク、レモンを入れるという飲み方にも、合理的な理由があることがわかるのです。

百薬の長「酒との上手な付き合い方」

●酒の肴は一にも二にも「楽しい話」

リラックスと元気づけの両方の作用を持っているものと言えば、アルコールもその仲間です。

アルコールには興奮作用がありますが、体にとっては不要なので、最初は排泄反射が起き、副交感神経が優位になってリラックスします。その後、だんだん元気な状態になり、興奮の世界に入っていきます。

137ページの図を見てください。これは、アルコールの作用の流れを示したものです。

アルコールを飲んでから2～3時間後を境に、副交感神経優位から交感神経優位に切り替わっていくのがわかるでしょう。

酒の席を思い浮かべてみればわかると思いますが、最初は皆、リラックスモードに入り、次第に興奮モードに切り替わっていくはずです。

リラックスモードでは、日ごろの仕事ぶりに対する慰労をし合うなど、癒しの場をつくり出す。

その後、興奮モードに入ったあたりで、皆で夢を語り合う、将来のビジョンを語り合うよう心がければいいでしょう。酒の席がプラスに働き、疲れも緩和されるかもしれません。

しかし、同じ酒の席でも、最初の副交感神経反応の時は愚痴、不平不満を吐き出すだけ、興奮モードに入ってからは、怒りを爆発させるというようなマイナスの流れになってはよくありません。

愚痴を言うのも時々はいいでしょうが、いつもそればかりだと、精神的にもよくないし、疲れを悪化させかねません。

薬になる酒、毒になる酒

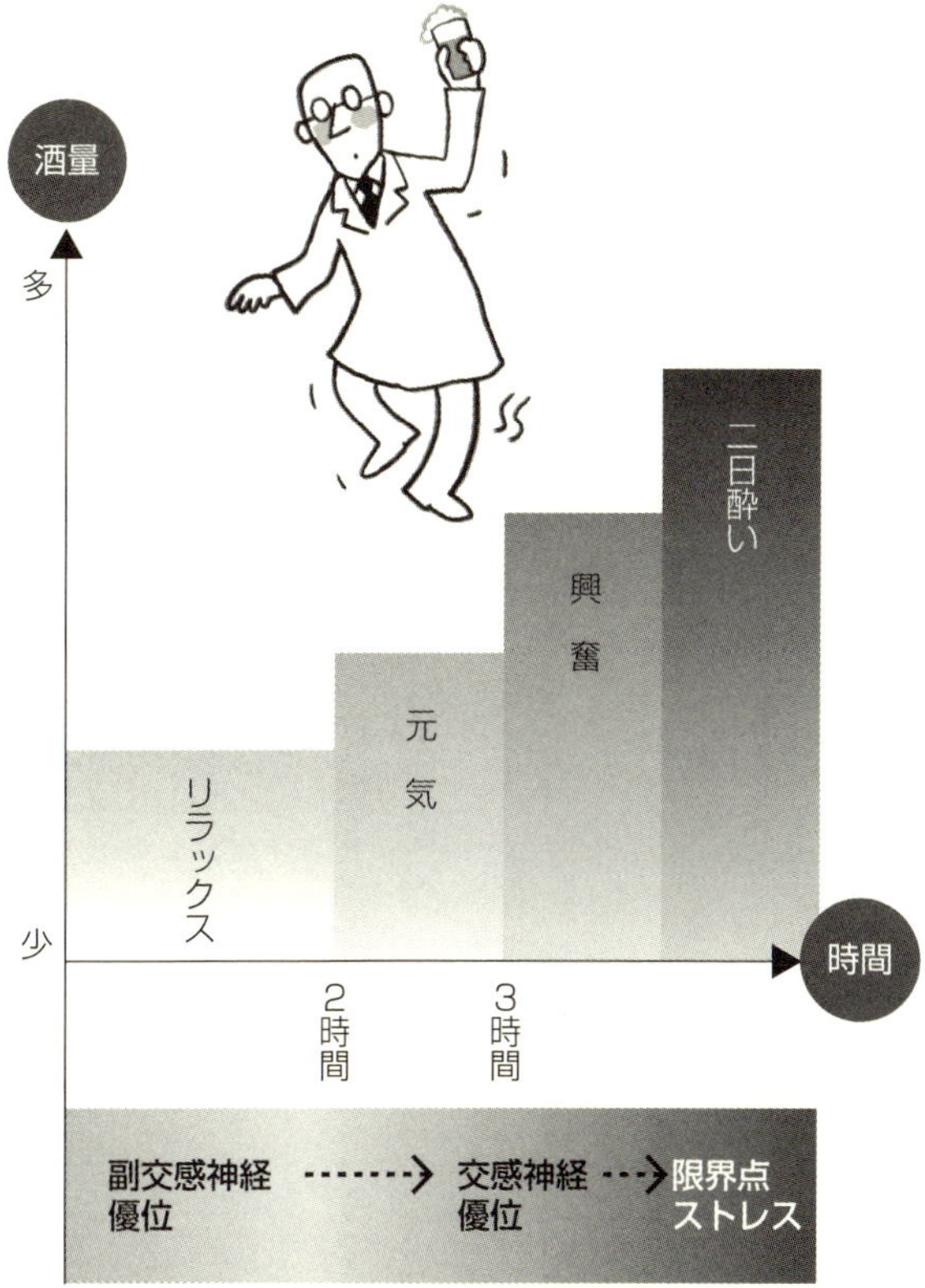

酒量
多
少
時間
リラックス
元気
興奮
二日酔い
2時間
3時間
副交感神経優位
交感神経優位
限界点ストレス

よく言われるように、お酒もほどほどにしなくてはなりません。なぜなら、前ページの図で示したように、3時間を超えて、大量に飲むと、二日酔いになってしまうからです。

交感神経緊張の極致の状態で、疲れが取れるどころではなく、完全に疲れをひどくしてしまいます。

二日酔いの時は、のどが渇いて、脈が速くなり、鼻水が黄色くなっているでしょう。これらはすべて、交感神経が優位になっている証拠です。

若いころに飲みすぎて、頻繁に二日酔いになっている人は、早めに認知症になる可能性が高くなります。交感神経緊張の極致で、脳の血流不足が深刻化し、脳神経がやられてしまうからです。

アルコールも、時々、適量を飲む分には疲れを回復させるかもしれませんが、度が過ぎると、疲れを助長させ病気を招くことになります。

サプリメントは「疲れない体に必要」か

●頼りにすべきは「自分の免疫力」のみ！

私は病気の相談を多く受けていますが、「これまでどのように健康に気をつかってきましたか？」と聞くと、「毎日マルチビタミンを飲んでいる」「○○という健康食品を摂っている」といった答えが返ってきます。

そういう方々は、自分の体に不安を感じていて、常に、何かでサポートしないと、やっていけない感じがしているのでしょう。

サプリメントに頼っているご本人は、「ちゃんと気をつけているのに、どうして疲れるのか、病気になるのか」と首をかしげます。

しかし、疲れがたまって、病気になってしまう原因は、これまで見てきたように、ひとえに、その人の生き方そのものに原因があります。**極端な生き方をしているのに、いくらサプリメントを摂ったところで、疲れが緩和するわけがありません。**

私のところにも、よくサプリメント商品が送られてくるので、時々試します。その際私は、ひとつのサプリメントを使用する期間は、2週間以内と決めています。使用を続けていると、サプリメントに頼る体質になってしまう感じがするからです。

人間の体は、メリハリの利いた正しい生き方をしていれば、疲れが続くようにはできていないのです。それほどのパワーを持っているものなのです。

長い目で見れば、サプリメントに頼るより、**自律神経のメリハリをきちんと利かせるような、疲れをためない生き方をしたほうが効果が高い**のです。

とりわけ忙しい時、疲れがひどい時に、一時的にサプリメントを摂ってみる。その程度の付き合い方がよいのではないでしょうか。そうした前提のうえで、自分に合ったものを見つけるなら、問題はないでしょう。

4章

疲れない体をつくる「熟睡法」

「長寿」の睡眠、「短命」の睡眠

●「40代で夜更かしする人」は、がんになる⁉

本章では、特に、睡眠の大切さ、よい睡眠を得るために大切なことを述べようと思います。睡眠は、疲れや病気と深い関係があるからです。

現代人は、睡眠不足の恐ろしさについての認識がとても甘く、簡単に夜更かしをしてしまいます。しかし、自律神経と免疫の観点から見れば、**睡眠時間を削るのは、体にとって非常に恐ろしいこと**です。

睡眠不足が体にどんな悪影響を与えるのかを知れば、冒頭の見出しが決して大げさではないことがおわかりいただけると思います。毎日、就寝が午前2時ごろになっている人が、がんにならずに40代を切り抜けるのは難しいということです。

夜更かしや睡眠不足になりがちな生活スタイルは、はっきりと寿命に影響します。

昔から、画家は長生きで、作家は短命と言われます。

画家は、絵の具の色の出具合を見なくてはいけないため、照明がなかったころは、太陽が出ている時に仕事をしなければならなかったからです。

作家の場合、文字を見ることができればよいわけで、それが、深夜まで暗い照明のもと、目を酷使しながら書くという生活スタイルにつながったのだと思います。

その結果、画家は長命で、作家は短命になると言われたのです。同じ芸術家なのに、睡眠の取り方によって、寿命に差が出てくるのです。

この事実を知った、ある売れっ子の作家は、日中仕事をし、夕方5時くらいには仕事をやめて居酒屋に行き、リラックスするようにしたそうです。その結果、とてもよい健康状態を保てているようです。このままいけば、おそらく寿命も他の作家ほど短くはならないでしょう。作家でも、生き方を変え、睡眠時間を確保すれば、健康になれるのです。

●免疫力を高める「睡眠時間」は？

夜は副交感神経が優位になり、血流を回復させて体の老廃物を流し、リンパ球が異常になった自己細胞のそうじをします。

一日の疲れを取り去る大事な時間です。

ですから、睡眠時間は、できれば7～8時間ほどは確保してほしいと思います。

この時間をおろそかにすると、交感神経の緊張が続き、脈は速く、血圧は高く、血糖値も高い状態が続きます。行き着く先には、高血圧症、糖尿病、高脂血症、狭心症、不整脈、心筋梗塞、脳卒中、くも膜下出血、そして、がんなどの重大な病気が待っているわけです。

誰しも病気になってから、「しまった」と思うものですが、その時、すでに体は壊れているので回復するのは大変です。その手前で「疲れという警告」が出ているのですから、それを無視しないでほしいと思います。

いい睡眠が「ストレスを撃退する」

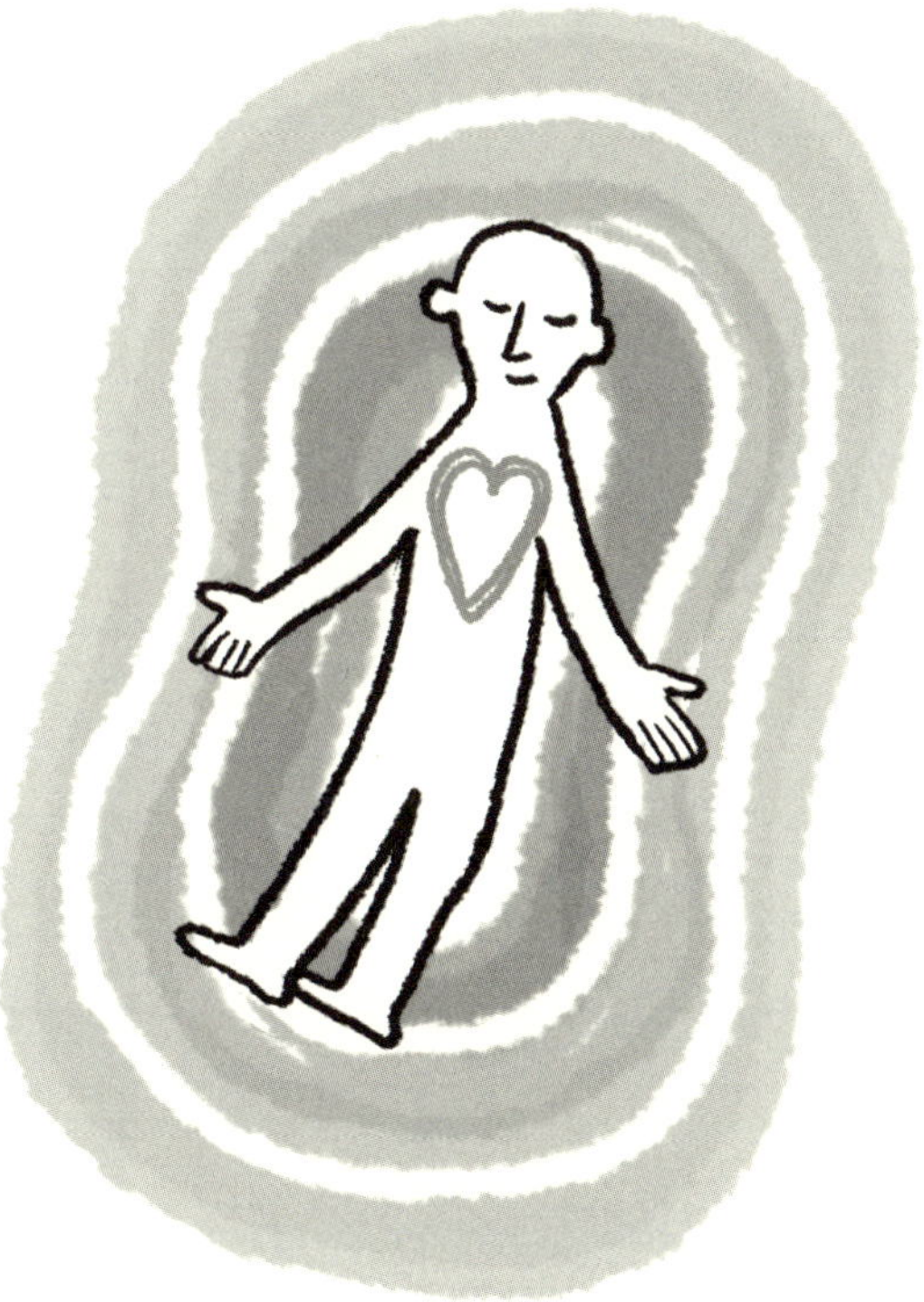

疲れの原因は、無茶な生活そのものにあります。特に大きな割合を占めているのが、睡眠不足です。**睡眠不足は、ボディーブローのように、必ず、先々の健康に潜在的なダメージを与えている**ととらえるべきでしょう。

念のためにお伝えしておきますが、私は何も「頑張るな」と言っているわけではありません。

前章から、休息と睡眠の大切さを述べていますが、疲れと病気の7割以上が休息と睡眠を軽視した結果、交感神経が優位になる生き方により引き起こされています。つまり、**「頑張っている人ほど、休息時間もたっぷり取れ」**ということです。

この当たり前のバランスが崩れている人があまりにも多いため、休息と睡眠の大切さをくどくど説明しているわけです。

せっかく人間として生まれたからには、世の中の人々を驚かすような大きな仕事をして死にたいものです。体の仕組みからいっても、人間は、まったく頑張らずラクばかりして生きるようにはつくられていません。

さらに付け加えると、本章で述べる睡眠の取り方は、すべての人に、杓子定規《しゃくしじょうぎ》に適用されるべきではありません。場合によっては、かえってストレスがたまり、交感神経が緊張して、うまく睡眠が取れないことにもなりかねません。

よい睡眠を得るためには、「十分に活動したら、必ず十分な睡眠を取る」「太陽と共に起き、太陽が沈んだら、できるだけ早く休む」「交感神経と副交感神経の両方がきちんと働くようなメリハリの利いた生活をする」という基本原則はあるものの、細かいところは、人によって違うわけです。疲れの取り方と同じです。

極端な例ですが、長寿世界一だった故・本郷かまとさんは生前、丸2日間寝て、丸2日間起きているという生活パターンでした。

一見、異常にも見えるサイクルですが、本郷さんの体にとっては自然なリズムだったわけです。

昼夜が逆転する仕事をしている人が、「太陽と共に生活をせよ」と言われても、無理でしょう。

もちろん、基本原則に沿って生活ができるに越したことはないのですが、昼夜が逆転している生活の中で、疲れが最小限に留められ、元気でいることができるような睡眠リズムを発見し、習慣化すればいいわけです。**リズムを守っているうちは、それなりに元気な生活を続けていくことができる**はずです。

自分の体の睡眠リズムを発見できない人は、まず、それを発見することを目標にしてください。そのリズムを定着させるよう努力すればいいのです。

寝つきが「いい」睡眠、「悪い」睡眠

●「ふとんに入ったらグッスリ」のコツ

さて、どうすればよく眠れるのかという話をする前に、そもそも不眠に悩まされている場合は、どう解消すればいいのでしょうか。

自分の体の自然なリズムを意識しようと言われても、リズム自体が不安定になっているので、なかなかわからないでしょう。

不眠の場合は、活動しすぎ、またはラクをしすぎの極端な生活によって体のリズム自体が崩れています。そこで、まず、活動と休息の、ほどよいバランスを取り戻さなくてはなりません。

不眠にも、疲れと同じように2つのタイプがあります。

1つ目のタイプは、**交感神経優位の生き方で不眠に陥っている人**です。このタイプの人は、交感神経が優位になったまま活動をしすぎたために、自律神経のシーソーがうまく働かなくなり、ずっと交感神経の優位が続いています。

副交感神経が優位になる夕方以降、夜中まで働くのが当たり前になっているという例です。また、交感神経を緊張させる心の悩みが大きい人も、該当するでしょう。

交感神経が緊張し続けると、ベッドに倒れ込むように寝たり、昼間に猛烈な睡魔に襲われたり、週末に風邪を引いて寝込むなど、強制的に休息を入れる反応が出てきます。

ここで休んでいれば、何とかバランスを保てるのですが、こうしたサインが出ても休まない場合は、自律神経のバランスが崩れ、常に交感神経が優位になって眠れない状態になっていきます。

2つ目のタイプは、**副交感神経優位の生き方で不眠に陥っている人**です。日中の活動量が少なすぎるため、夜は眠くならないのです。眠くならないので、安易な夜更かしに走り、自律神経の日内リズムが崩れて、健康状態が悪化します。

両タイプとも、低体温になる傾向があるので、朝起きても、すぐに活動のエンジンがかかりません。エンジンがかかるのは午後以降と遅れがちになり、興奮が夜まで続いてまた眠れないという悪循環に陥ります。

●「眠りが浅く短い人」は人生も浅く短い？

2つのタイプとも両極端な生活ぶりですが、共通点を挙げるとすれば、人工照明の発達、夜でも活動できる人工的な環境の影響が大きいでしょう。

もともと人類は、何千年も太陽と共に生活をしてきました。太陽が出ている時に

「人生の持ち時間」が充実する

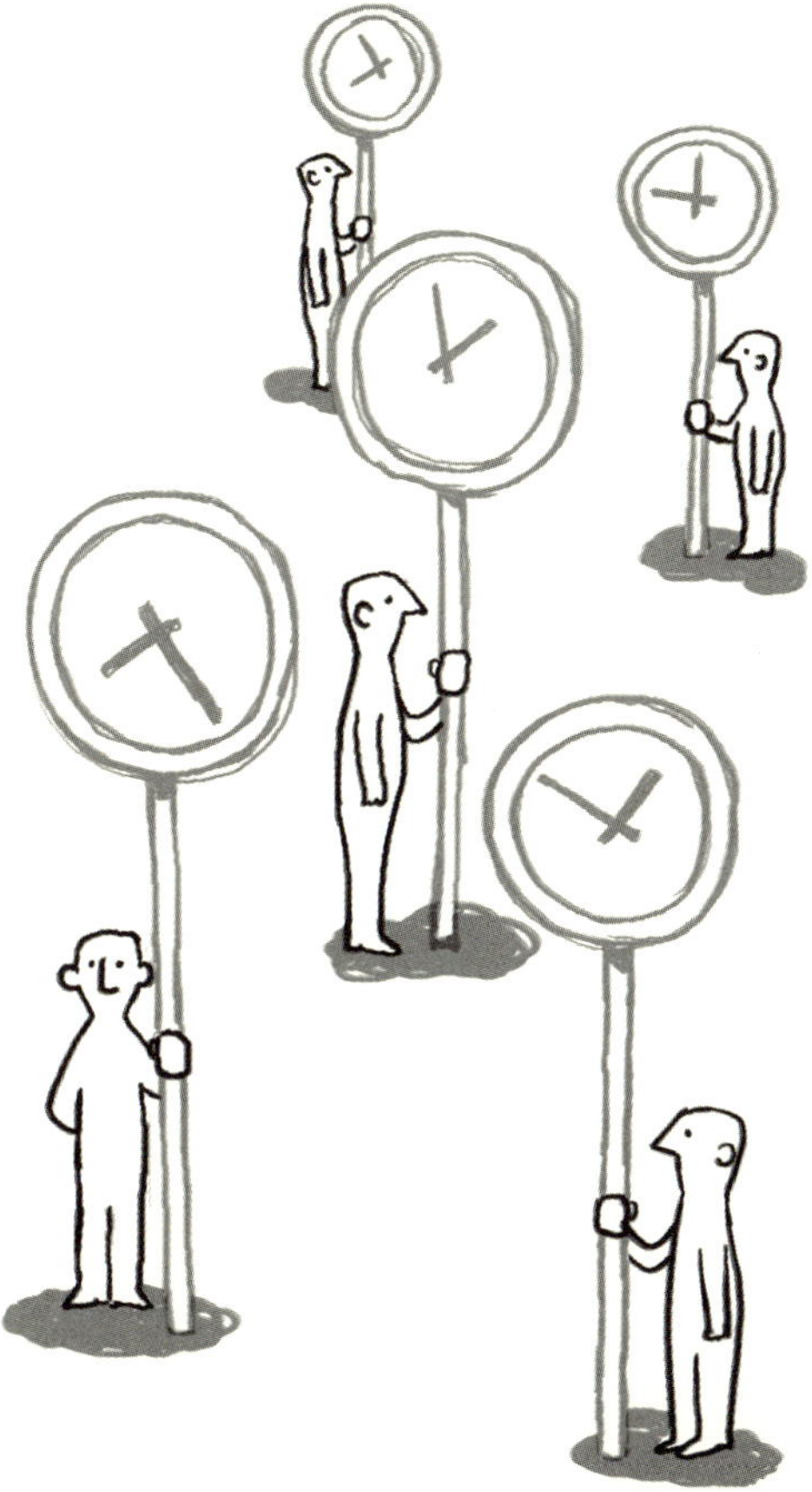

活動し、太陽が沈むと共に寝るしかなくなるという生き方です。体も、そのような生活リズムでバランスが取れるようにつくられているわけです。

しかし、ここ50年ほどの科学の発達により、真夜中でも明かりをつければ、仕事も勉強もできるようになりました。24時間、蛍光灯が目にまぶしいコンビニエンスストアもできました。夜中でもテレビやビデオを観て楽しむことができます。インターネットも発達し、楽しみの幅はさらに拡大しています。

これらは、すべて、光を目に入れて刺激し、交感神経を働かせるものです。夜になっても眠らずに活動した結果、睡眠不足になり、それが高じて不眠になり、疲れがたまって病気になる人が増えているのです。

文明の利器が悪いのではありません。それは、大いに便利さを提供するものですから、上手に使いこなせばよいでしょう。

問題は、人間が、自分たちで生み出しためまぐるしい環境の変化に振り回され、**体の自然な働き、リズムを見失ってしまった**ことにあります。そう知って、生き方を修正していくことが、とても大事になっているのです。

疲れが「取れる」睡眠、「取れない」睡眠

●お天道様と「一緒に起きる」

不眠解消の方法も、睡眠の質を高める方法も、方向性は同じ。自律神経のバランスを取り戻した生活をすることです。

寝る直前だけ、何か特別なことをしてもだめです。3章で述べたような、疲れをためない方法を実践して、1日を過ごすことが大切です。

自律神経のメリハリをつくる基準のひとつが、太陽です。**太陽と共に生活することを心がければ、自然にリズムが戻ってくる**のです。

私も、夜は10時ごろに眠りにつき、朝は4～6時に起き出すので、睡眠時間は6～8時間ほどです。体がひどく疲れたと感じた時は、早く寝るか、遅く起きるかし

て、睡眠時間を長く取ります。

ひとつ付け加えておくと、早起きを習慣づければ、睡眠時間が調節しやすくなるでしょう。私の場合、4時に起きているので、1時間余分に寝ても5時、2時間遅く起きても6時なので出勤には十分間に合います。

出勤時間が決まっている人でも、太陽が沈んだら早く寝て、太陽が昇ったら起きる生活を心がけていれば、体の声を聴きながら睡眠時間の調節をすることが可能になるのです。

●夏と冬では「起床時間を変える」のがコツ

私の起床時間を4～6時と申し上げたのは、夏と冬では、起きる時間が違うからです。

私は、夏は4時に起きます。睡眠時間は6時間くらいになりますが、これで十分です。なぜなら、夏は、気温が高く気圧が低くなっているので、副交感神経が優位になりやすく、その分疲れにくいのです（6章で詳しく説明します）。

冬は6時に起きます。冬は気温が低く、気圧が高いため、交感神経が緊張気味になり、疲れやすいので、睡眠時間を長く取る必要があるわけです。

夏は夜が短く、冬は夜が長くなるので、太陽と共に生活するという基本原則にも沿った生活になります。

この2時間の差を感じる感性があると、体の調子がとてもよくなります。

日中は、交感神経を優位にするために、活発に活動することが大切です。

副交感神経が優位になる生活をしている人は、よく活動をして、ちょっと疲れを感じるくらいでないと、眠りが深くならないでしょう。また、太陽の光をよく浴びることも大切です。**太陽の光の刺激は、交感神経に強く働きかけ、人間を最も興奮させる**からです。

ただ、交感神経が緊張しすぎて眠りにくい人は、活動中は、できるだけこまめに休息を入れ、疲れをため込まないよう気をつけることが大切です。また、夕方以降は、できるだけ仕事をしないことです。

私の場合、起床したら、朝日を浴びます。天気のよい日には、7時の朝食までの時間を利用して、1時間ほど散歩をします。距離にすると7キロくらいでしょうか。それから、3章で述べた、オリジナル体操をします。

その後、大学に出勤。まず、原稿の執筆など、目を使う仕事をしますが、交感神経を刺激するので、午前中でおしまいにします。

午後は、仕事の種類を変えて、研究などに時間を使います。

疲れを感じたら、仕事の合間に、休息を取り、体操をします。できるだけ定時には仕事を終え、夜は10時に就寝します。

眠りの質をよいものにするには、こうした自律神経のメリハリが利いた生活がとても大事です。

●寝酒は「眠りを浅くする」

寝る直前に、交感神経を刺激するような習慣を持っている人は、その習慣をでき

「太陽の光」を全身で浴びてみる

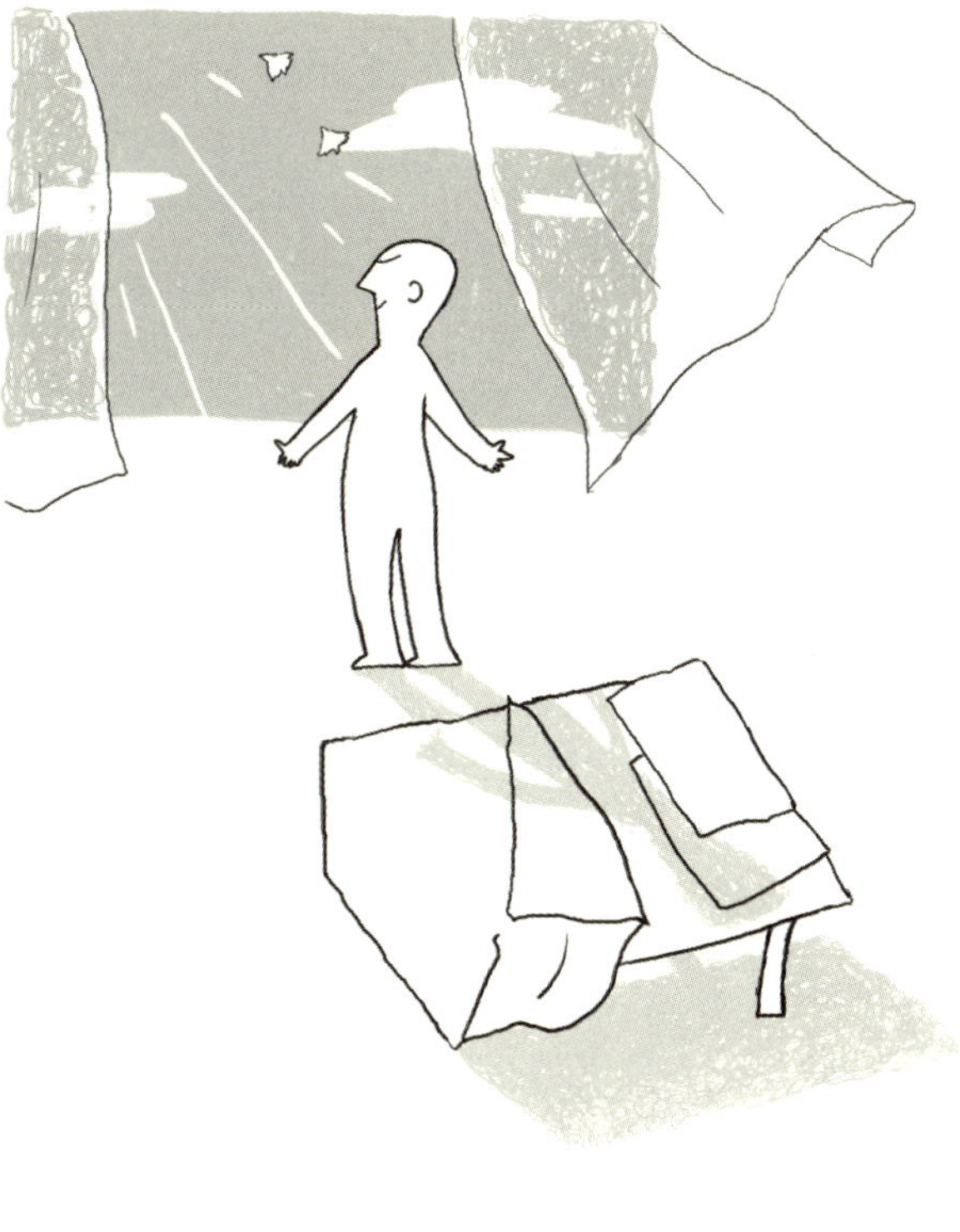

るだけやめたほうがいいでしょう。

まず、目を使いすぎることは、よくありません。仕事のストレス解消にと、テレビやインターネットのニュースを観たり、ゲームをする人もいるかもしれませんが、あまり長時間になるのは好ましくありません。

また、よく言われているように、お酒を飲むこともよくありません。飲み始めは、副交感神経が優位になってボーッとなり寝やすくなるかもしれません。

しかし、寝ている間にアルコールを分解しなくてはいけなくなるので、体に負担がかかります。

また、飲みすぎると、逆に交感神経を緊張させるので目が冴えてしまいます。

結局、**一日のストレスを、より強いストレスで解消しようとしない**ことです。

深い腹式呼吸をするなり、軽いストレッチをして血の巡りをよくするなどして、ストレス解消するようにしたいものです。

「深くグッスリ眠れる」入浴法

●疲れない体は「湯船」から！

よい眠りを得るためには、入浴方法も重要です。

よく、健康のためには、シャワーだけでなく、ゆっくり湯船に浸かったほうがいいと言われますが、これも、はっきりと理由が数字に出ています。

日ポリ化工という会社の研究員で医学博士の浦川豊彦氏は、次のような研究結果を発表しています（161ページ図参照）。

ある会社の社員18人を湯船派とシャワー派に分け、リンパ球と顆粒球の数を測定したところ、湯船派のリンパ球数の平均が2248個、シャワー派のリンパ球数の平均が1901個と出たそうです。リンパ球の理想的な値は、2200個〜2800

個ですから、湯船派のほうがよかったわけです。

反対に顆粒球は、湯船派よりもシャワー派のほうが多くなりました。

ここから、湯船派のほうがシャワー派よりも、自律神経のメリハリが利いた習慣を得ていることがわかります。反対に、シャワー派は、湯船派よりも交感神経の緊張が強くなっていると考えられます。

やはり、**入浴は湯船に浸かり、しっかりと体温を上げ、汗をかいたほうがいい**と言えそうです。体温が上がると自律神経のバランスも取れ、代謝も活発になり免疫力も高まるからです。

シャワー派の人は、入浴方法を変えたほうがいいでしょう。

ただ、シャワー派には、そもそも毎日が忙しすぎて、入浴時間をゆっくり取るゆとりさえないという人も多いでしょう。また、体温が低いので、湯船に浸かるのは苦手という人もいます。

低体温の人は、忙しすぎる場合と、ラクをしすぎている場合があり、どちらにしろ極端な生活をしているはずです。

「湯船に浸かる人」は疲れにくい

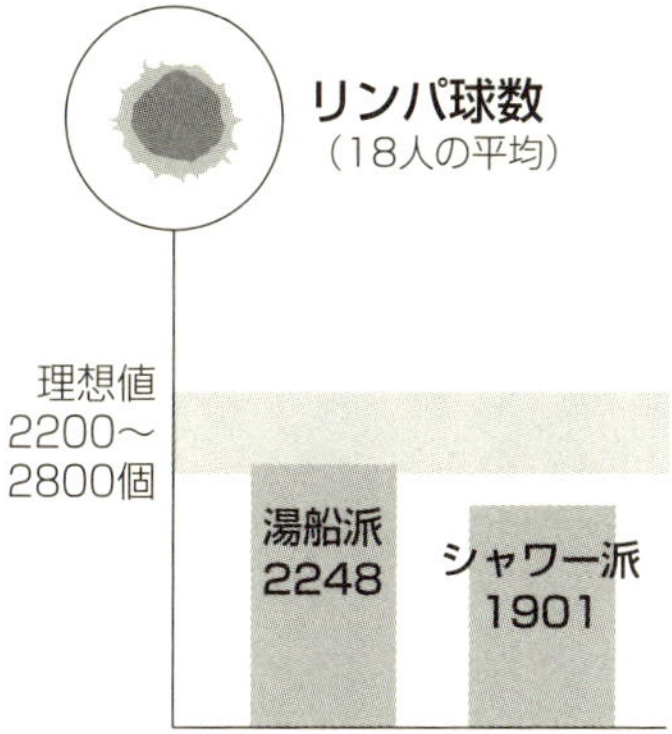

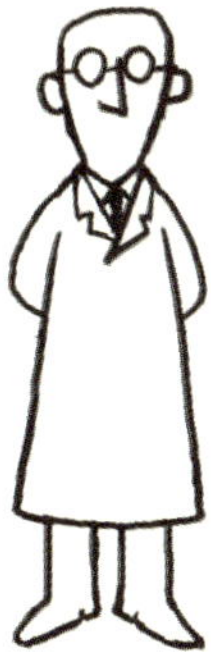

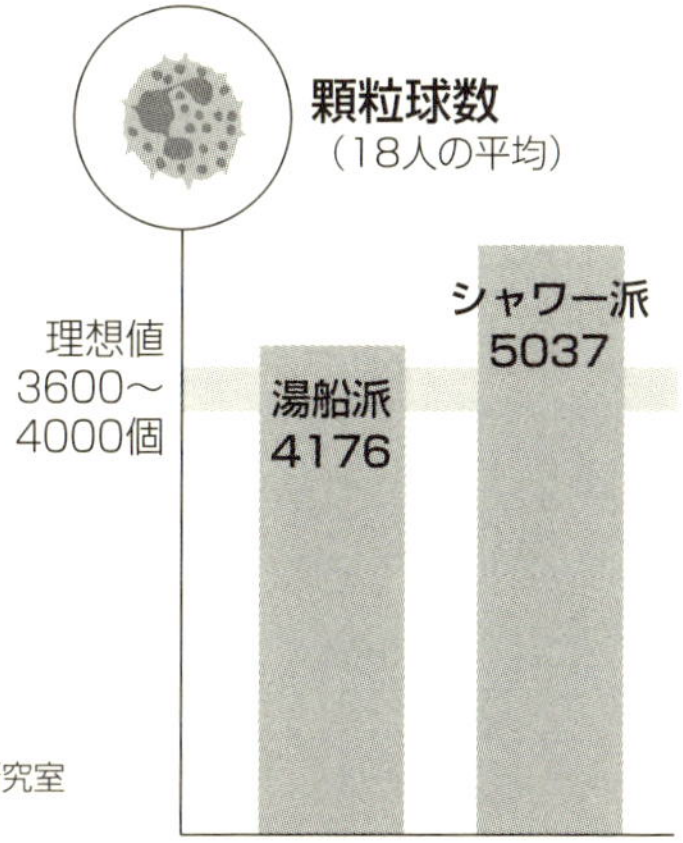

日ポリ化工株式会社温熱療法研究室
2005年6月検査分

極端すぎる生活が、入浴方法に端的に表れ、白血球の割合の数字にも表れているとするなら、ただ「入浴方法を変える」よりも、「入浴のクセに表れているかもしれない生活のクセを直す」ととらえたほうがいいのかもしれません。

●体温プラス4度――「疲れがドッサリ取れる」水温

さて、お勧めの入浴法について見てみましょう。

まず、よく言われるように、入浴前には、浴室内での発汗に備えるため十分な量の水を飲んでください。

水温は、体温プラス4度がよいでしょう。これは、「気持ちいい」と感じられる温度です。

平常体温がよい状態にある人は、水温は、40度以上がよいでしょう。体温が低い人は、それでは熱すぎるので、38～39度が適切です。いずれにせよ、自分で「気持ちいい」と感じられる温度を一度測ってみましょう。

「体を温める」ことが健康の近道

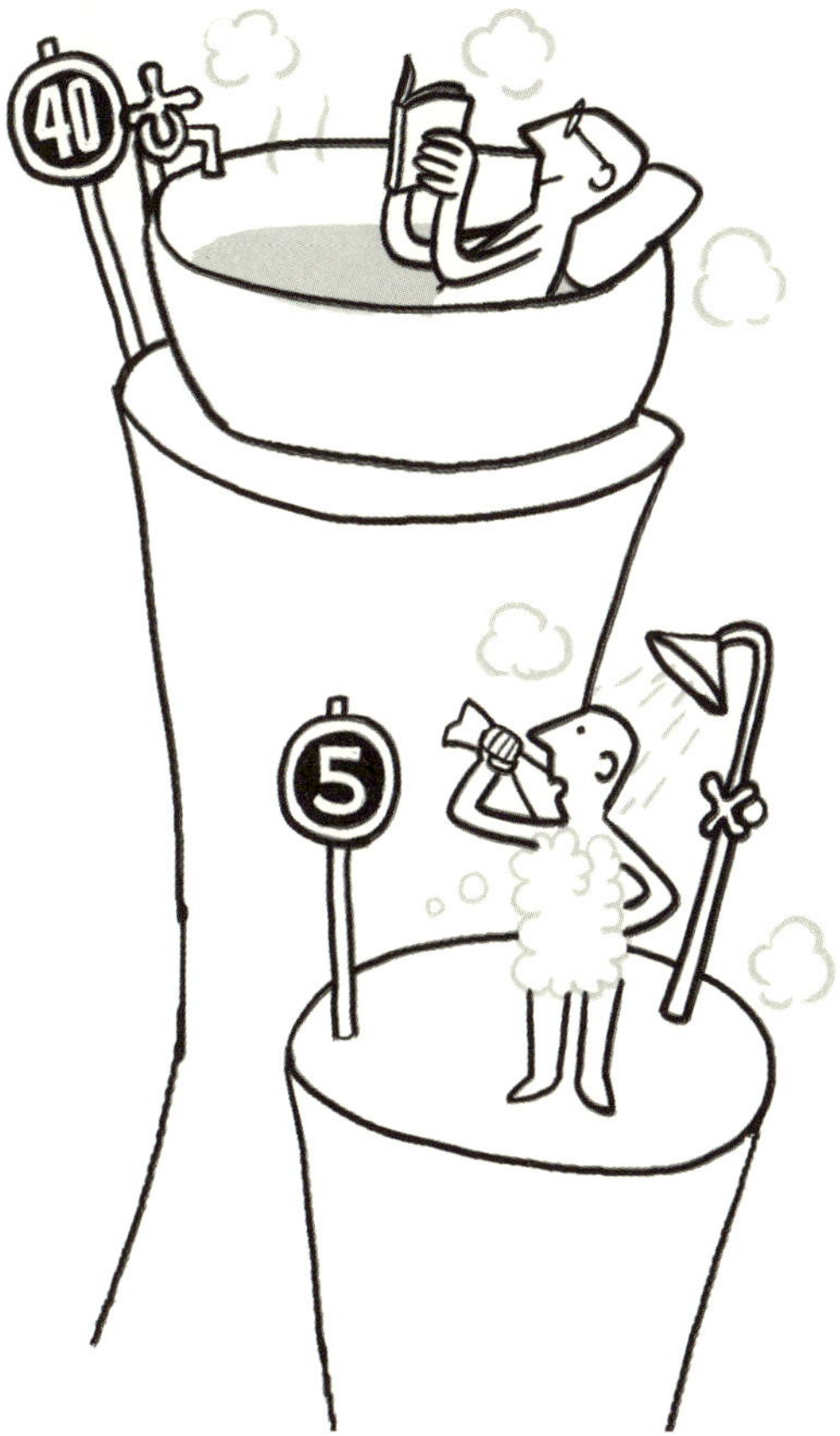

湯船に入る前には、足湯などをして、ゆっくりと体温を上げてから入るようにしてください。体温が低い状態で急に熱い湯に入ると、交感神経が優位になるからです。循環器系にも負担がかかります。

浸かり方は、全身浴でも半身浴でもかまいません。

湯船に浸かっている時間は、全身浴なら10分程度でしょうか。全身浴で息が苦しくなるような人は、半身浴をお勧めします。

半身浴なら、40分くらいかけて入ると、ゆっくり体温が上がって、副交感神経を刺激することになります。40分は長いので、浴室に雑誌や本を持ち込んでもよいでしょう。

熱い湯と冷たい水に交互に触れる交替浴も、自律神経を刺激するいい方法です。ただし、もともと体が冷えている人は、まず、お湯で体を温めることを習慣にしてください。

もうひとつお勧めしたいのが、入浴しながら、体温を測ることです。

入浴する2分前に、体温計を口にくわえて体温を測りましょう。湯船に浸かる時は、再び体温計を口にくわえます。

時々、見てみると、徐々に体温が上がってくるのがわかるでしょう。この体温の上昇を見て、「体がよい状態になってきている」と喜びを感じてほしいと思います。

あまり湯船に浸かる習慣がなかった人は、最初は、なかなか体温が上がらず、汗もかけないでしょう。なぜなら、深部体温が低いことが多く、体は、低い深部体温を保とうとするからです。

しかし、**湯船に浸かることを習慣にすると、体温の上昇が早くなって、汗もかきやすくなる**はずです。これは、体がよい状態に向かっている証拠です。体内のさまざまな循環もよくなり、冷え性なども解決していくでしょう。

体温が上がって出てくる汗にも種類があります。

最初に出てくる汗は、サラサラしています。これは、体の中の余分な水分です。余分な水分を排泄した後、なお体を温め続けると、皮脂腺が活性化し、今度は油を含んだ汗が出始めます。この汗には、**体の中のさまざまな化学物質や活性酸素などの毒素が含まれています**。それが排泄されると、体の調子がよくなっていきます。

「朝、スッキリと起きる」目覚め方

●理想は「布団に大の字で寝る」

さて、就寝の時間や、姿勢、環境について見てみましょう。

「就寝時間は、その日のうちに」というのが、お勧めです。

40代の人は、最低午前0時には、床についたほうがいいでしょう。40代後半以降になると、午前0時就寝でも、病気にかかりやすいリスクは高まります。

50代になって就寝時間が午前0時を過ぎるようだと、大病しやすくなります。

すでに述べたように、夕方以降、特に夜間9時〜午前0時の時間帯は、アドレナリン分泌が抑制されるので、仕事をすると非常に疲れやすく、体が寝る準備をすることができません。

できるだけ定時で仕事を切り上げ、「その日のうちに寝る」生活スタイルにしてください。

寝る時の姿勢は、仰向け寝をお勧めします。

仰向けのメリットはいくつかあります。まず、肺やお腹が上になるので、ラクに深呼吸ができ、リラックスして深く眠ることができます。横向きやうつ伏せになると、口呼吸になって呼吸が浅くなりがちですが、それも防ぐことができます。

また、仰向けで寝ると、肩や内臓を圧迫することがありません。さらに、姿勢がよくなって、猫背を防げます。

仰向けで寝るためには、低い枕が不可欠です。枕が高いと、首が折れる形になり、脳や肩への血流が悪くなってしまうからです。

また、よく言われるように、布団は薄いものがよいでしょう。柔らかすぎて腰が沈むものは腰痛を引き起こします。

昔から、庶民は、「せんべい布団」でなく、貴族のようなふかふかの寝具にあこがれるものですが、健康の面から言えば、**せんべい布団に低い枕のほうがいい**わけです。

●寝室には「レースカーテンがお勧め」

寝室は、真っ暗にしたほうがよいでしょう。光は、交感神経を刺激するからです。夜中にトイレに起きる時も、できるだけ、強い明かりが目に入らないようにしたほうがよく眠れます。

しかし、朝になったら、積極的に太陽の光を浴びることができるようにしましょう。すでに述べたように、太陽の光は、交感神経を強く刺激して、目を覚まし、活動の準備を始めるのに必要だからです。

できれば、寝室のカーテンは、夜は、(防犯に問題がなければ)レースカーテンだけにするといいでしょう。**日の出と共に太陽の光がほどよく部屋に射し込み、自然な目覚めにつながります。**

起床時は、目覚ましを使わないで起きられるのがベストです。けたたましい目覚ましの音で、睡眠中の生理現象を断ち切ることは、好ましくありません。

朝日が寝室に射し込みやすくしたり、睡眠の十分な量と質が確保されていれば、本来、人間は、朝、自然に目覚めることができるのです。そうした良質の睡眠を取れるよう、生活を改善していくといいでしょう。

●寝る前の「40秒間呼吸法」で朝までグッスリ！

夜中にトイレなどで起きた後、なかなか眠れないという人もいるでしょう。

年齢を重ねると、体が交感神経優位に傾いてくるので、40代以降では、夜中に起きて、眠れなくなる人も少なくありません。

そんな時は、仰向けになり、3章でお伝えした腹式呼吸をするとよいでしょう。「吸って吐いてに1分」かけて、深く長く呼吸するのです。

最初は、40秒くらいが限度でしょうが、慣れるにつれて、長くできるようになってきます。この呼吸を5回繰り返します。

上手にできる人は、おそらく、5回目に入らないうちに、寝てしまうでしょう。

私も、3回くらいで寝てしまいます。ぜひ試してみてください。

●仰向けに寝る人は「五十肩にならない」

ここで五十肩の話をしたいと思います。五十肩は、寝る時の姿勢と関わりが深く、夜間に痛むことも多いため、睡眠の質に影響するからです。

いわゆる五十肩とは、肩関節周囲炎と言って、中年期に多く発生するものです。

私は、仲間の医師と共にこの五十肩の原因を発見しました。それは、**睡眠時に、横向きの姿勢で寝ること**です。横向きだと、肩が圧迫されて血流障害が起き、組織破壊が起きてしまうのです。

横向き寝の人は、仰向け寝ができない人が多いでしょう。仰向け寝ができない人は、たいてい太り気味です。太り気味だと、お腹の脂肪が横隔膜を圧迫して、呼吸が苦しくなるからです。

中年期に太り気味になる人は、それまで頑張って仕事をしてきた人と言えるでしょう。

頑張りすぎてストレスがたまり、交感神経が緊張し続けるために、それを解消しようとしてよく食べます。食べるから太り気味になります。

また、交感神経が緊張していると血流障害が起きるので、肩に疲れがたまりやすくなっています。

つまり、バリバリ頑張りすぎて、血流障害が起き、太り気味になり、それが原因で横向き寝の習慣がつき、やがて五十肩になるわけです。

ですから、五十肩を治すためには、寝る姿勢を仰向けにする必要があります。そのためには、やせる必要があり、ストレスによるドカ食いをしなくてもよい状態になるまで生き方を変えないといけないのです。

●「いびき」は体の危険信号

睡眠の質を決めるものと言えば、いびきも重要です。いびきがひどいと、呼吸が妨げられて、酸素不足になります。

いびきをかくのは、自律神経のパターンが極端になっているということです。

いびきは、太っている人に生じがちです。首の周りに肉がついて、のどの内側が狭くなるからです。太る原因は、頑張りすぎてストレス解消のために食べすぎているか、ラクをしすぎてエネルギー消費量が少なすぎるかのどちらかでしょう。

また、いびきは口呼吸をしている人にも生じがちです。交感神経が優位になりすぎて酸素不足に陥っている人で、より多くの酸素を吸おう吸おうとしている人や、副交感神経の優位が続きすぎて鼻が詰まっている場合にも生じやすいでしょう。

いびきを解消するにも、これまで述べてきたように、生き方を修正することです。

5章

週末で「免疫体質」に変わる法

「土日に気楽に始める」のがいい!

●疲れが取れる「理想の週末」とは?

これまで、疲れない体をつくるための基本的な知識と、実践のコツを述べてきました。

ただ、仕事が忙しく、今日からいきなり実践するのが難しそうという方は、無理をする必要はありません。

疲れやすい人は、往々にして働きすぎの傾向があります。働きすぎている人の多くは、真面目な人です。

真面目な人は、ひとつの健康法を知ると一生懸命に覚え込み、厳格に実施しがちです。あまり厳格に実践すると、むしろ「体の声」を聴き落として、自分の体に合

「自分のペース」でのんびり着実に！

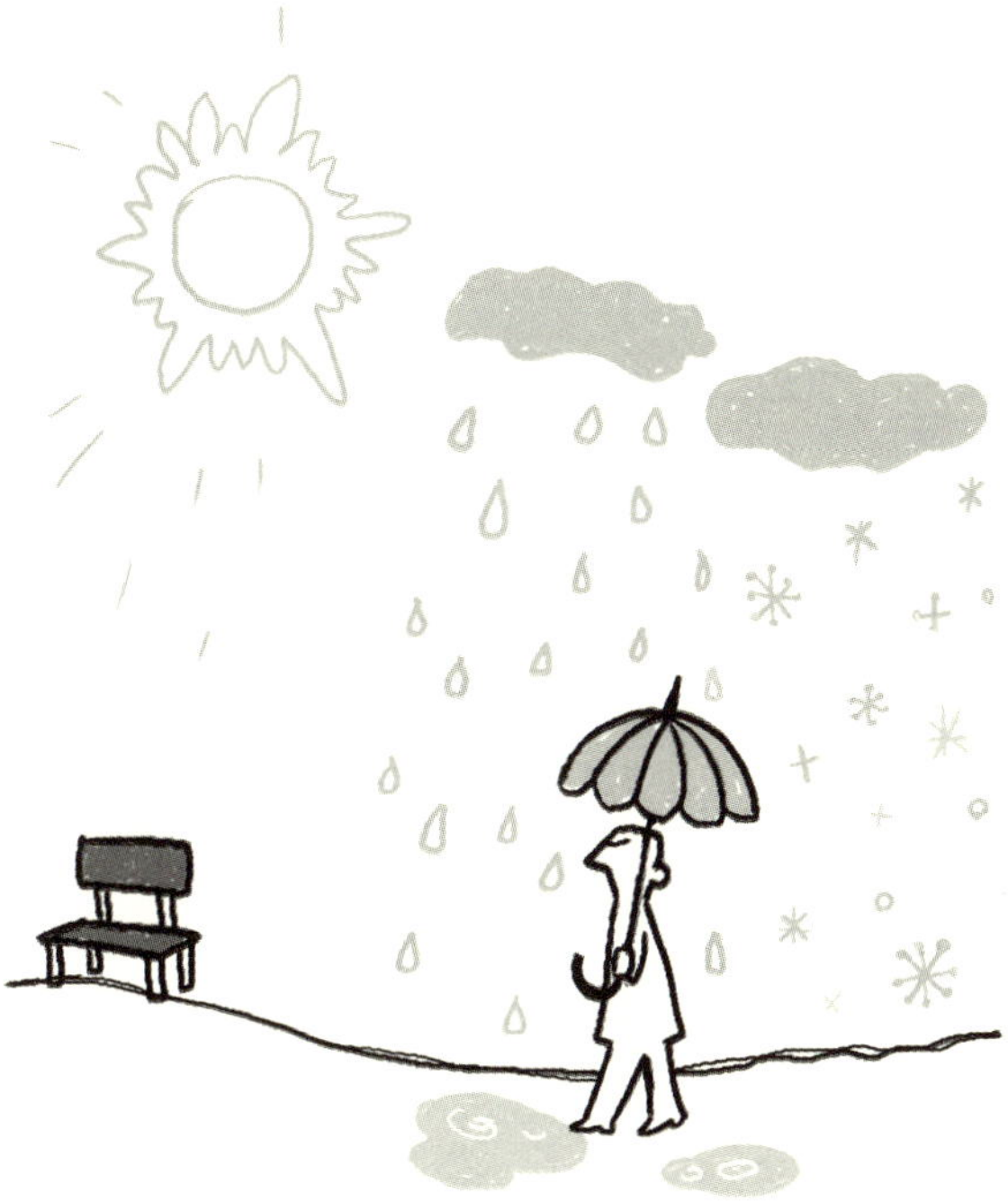

わないことをしてしまい、体調を崩しやすくなるかもしれないのです。

そもそも、今までとは違う習慣を、**無理に実行しようとすること自体がストレス**になり、交感神経を緊張させ、疲れやすい体質を助長しかねません。

ですから、気楽に休日からでも始めてみたらどうでしょう。

なかなか休日を取れない人は、まず休日を取ることから始めればよいと思います。

人間、考え方も、体質も、生活も、人生も、急激に変えることは難しいものです。それぞれに「慣性の法則」のようなものが働いているからです。

体の声を聴きながら、少しずつ努力をして、軌道修正をするしかありません。そうした中で、ある日ふと気がつくと、「そういえば、ずいぶん疲れにくくなったな」と感じられる状態になっている。

真面目な人、忙しくて疲れている人にとっては、そのくらい気楽に始めるのが、ちょうどいいと思います。

そこで本章では、**休日から気楽に始めてみる体質改善のコツ**を述べてみます。

休日は、週単位、月単位で取ることが多いので、それと同様のサイクルで実践できる方法をご紹介します。

3～4章で述べた、1日単位の疲れをためない実践と併せて読むと、生き方改善のポイントがよりいっそう明らかになるでしょう。

皆さんの中には、自分なりのストレス解消法をお持ちの方もいるでしょう。休日などに好きな趣味に没頭し、仕事のストレスから解放されようとしている方は多いのではないでしょうか。

しかし、**好きでやっていることが本当にストレス解消になっているのかどうか、一度チェックしてみる**ことも意外に重要です。

たとえば、平日が忙しくて、交感神経が優位気味の人が、休日に、あまり交感神経が優位になるようなことをすると、かえって疲れが増すかもしれません。

平日に目を酷使している人が、休日にも目を使いすぎると、ますます交感神経が緊張して疲れます。

休日には、ごろ寝をして、チャンネルを切り替えながらテレビを長時間観たり、ゲームをする人も多いかもしれません。仕事でパソコンの画面を見るよりはましだとしても、やはり目は疲れます。

その最中は、楽しい情報が自動的に流れてくるので、スッキリしますが、夕方ごろ一息つくと、「ちょっと疲れたな」と感じるのが普通です。やはり休日くらいは、目を休めなくてはいけません。

一方、日ごろラクをしすぎて疲れやすくなっている子どもたちが、休日もゆっくり休む生活をしていると、ますます疲れやすくなってしまいます。

お父さん、お母さん、子どもたち――家族それぞれに自律神経のバランスが違うでしょうから、それぞれの現状を観察し、バランスを取り戻すのにふさわしい過ごし方をするとよいと思います。

●40歳を過ぎたら「寝だめ」してはならない！

平日に忙しく仕事をしている人のなかには、休日に「寝だめ」をするのが楽しみな人も多いでしょう。

たっぷり時間がある休日にいつもより多めに睡眠を取ることで、何とか体調を戻そうというわけです。

「休日の寝だめはよくない」とも言われますが、私は、そんなことはないと思っています。

理想を言えば、平日に夜遅くまで長時間労働をしないことに尽きます。とは言え、現実には、そんなことを言っていられないほど忙しい人だっているはずです。

そういう人にとって、健康を守る砦《とりで》は、休日の寝だめしかないでしょう。少しでも多く寝ることで、副交感神経を優位にし、体を修復するのは意味のあることだと思います。

寝だめをする人は、しない人より、抑うつや不眠になりやすいという報告もあるようです。

しかし、だからといって寝だめはよくないと禁止すると、おそらく抑うつや不眠どころか、免疫力が落ちて大きな病気をしてしまうに違いありません。

寝だめをする人が、しない人よりも抑うつや不眠になりやすいとすれば、寝だめをせざるを得ないような平日の忙しさやストレスそのものが、主たる原因だと言っていいと思うのです。

確かに、自律神経のリズムは乱れます。1週間、朝から日中にかけて交感神経がフルに働いていたのに、お昼すぎまで寝て過ごせば、午後まで副交感神経が優位になります。

ですから月曜日には、体全体がだるくなりがちなのですが、それでも病気になるよりましです。

寝だめは、疲れをためないためのベストの策ではないけれども、**次善の策として、疲れから病気に進ませないためのストッパーの役割を果たしている**でしょう。

寝だめをせざるを得ない人は、すればよいのです。

ただ、その状態のまま40代、50代を迎えると必ず病気になります。ですから、できるだけ早いうちから、「寝だめをしなくても済む仕事能力、仕事のスタイル」を身につけ、疲れをためない生活をするように挑戦してみてください。

言うまでもありませんが、普段からストレスもなく、交感神経が緊張することもあまりないラクすぎる生活をしている人は、寝だめをすると疲れやすさを助長するだけです。休日こそきちんと起きて、できるだけ活発に活動するようにしたほうがよいでしょう。

笑いは「免疫力を高める」特効薬

●「よく笑う人は病気にならない」は本当か？

「そう言えば、ここ1年くらい、笑ったことがない」

がんを患った方と話すと、そう言う人が少なくありません。

おそらく、1年も笑いが出ないほど、仕事や精神的なストレスが続き、交感神経の優位が続いて、病気が発生してしまったのでしょう。

あなたは、どうですか？

この1週間で、大笑いしたことはありますか？

休日には、そうして普段の生活も振り返ってみましょう。

「1週間、ほとんど顔がこわばったままだった」という人には、私は、たまの休日くらい、ゲラゲラ大笑いする機会を持ってもらいたいと思います。笑うことには大きな効用があるのです。

笑いは、副交感神経を優位にします。大笑いした時には、涙や鼻水などが出てくるでしょう。これは、副交感神経が優位になったことによって、排泄・分泌が促進されるからです。

笑うことで、脳内麻薬と言われるβエンドルフィンが分泌され、気分もよくなります。

また、**笑うと、免疫細胞が活性化されます**。たとえば、落語を聞いた後には、がん細胞を攻撃するＮＫ細胞が活性化することがわかっています。

●笑いに勝る「体温上昇法」はない!?

大笑いの効用は、体温が上がり、エネルギー代謝が滞りなく行えるようになることでしょう。

大笑いすると、顔がクシャクシャになり、身をよじるような動作になります。腹筋が筋肉痛になるのではないかと感じることさえあります。

笑いによる全身の筋肉の運動で、熱が発生し、熱が血流によって体を巡り、体温が上がります。

体温が上がると、体の中で起こるさまざまな化学反応、代謝を媒介する酵素の働きがよい状態になります。すると、食べ物からエネルギーを摂取したり、古い細胞を新しい細胞に入れ替えたりする反応もスムーズになります。

ですから、疲れも取れやすくなり、結果的に病気を防ぐことができるのです。

涙が出るほど笑った後には、自分に重くのしかかっていたストレスが、何だかそんなに深刻ではないように感じられ、気分がスカッと軽くなっていることでしょう。顔には赤みが差し、表情も明るくなり、全身はリラックスしてきます。手間も、お金もかけずに体温を上げる方法と言えば、大笑いに勝るものはないと言ってもいいでしょう。

笑いの種と言えば、年配の方は落語でしょうか。今はお笑いブームで、おもしろい若手芸人がたくさんいますから、若い人は、そういう人が出るテレビ番組を観るなどして、休日くらいリラックスしましょう。

免疫体質をつくる「週末の食生活」

●「粗塩をなめる」習慣

疲れをためない生活をするには、食事も非常に大切です。

人間が摂取するものには、交感神経を刺激するものと、副交感神経を刺激するものがあります。

交感神経を刺激するものの代表は塩。この場合は精製されたナトリウムを指し、これを摂ると交感神経が刺激されて血圧が上がります。

ナトリウムは、交感神経が緊張しがちな人が摂りすぎるとよくありません。しかし、体に活力をもたらすものでもあるため、副交感神経優位になりがちな人や、ラクな環境で育っている子どもには、むしろ必要と言えます。

副交感神経を刺激し、免疫力を高めるものの代表は、マグネシウムやカルシウム、カリウムなどのミネラルを豊富に含んだもの。ほかには、腸の蠕動《ぜんどう》運動を促す食物繊維を含むもの、腸内環境をよくする微生物を含む発酵食品、苦味や酸味など、体が「いやなもの反射」を起こす食品です。

ちなみに、同じ塩と言われるものでも、粗塩や天然塩は、ミネラルも豊富に含むので、交感神経、副交感神経の両方を刺激します。疲れやすい人は、努めてこれらを摂るといいでしょう。

●週末くらい「玄米」を試してみる

ミネラルや食物繊維を豊富に含み、副交感神経を刺激するものと言えば、素材を丸ごと食べることができる「丸ごと食品」が挙げられます。

その代表は、玄米でしょう。玄米は、収穫後、もみがらを取り除いただけで、後は丸ごと食べてしまう食品です。

その胚芽やぬかの部分に、糖質、たんぱく質、ミネラル類、ビタミン類などを含み、人間が生きていくのに必要な栄養素のほとんどをカバーしています。食物繊維にも富んでおり、腸の働きを高めるため、長時間、副交感神経優位の状態をつくり出す働きがあります。

玄米は精白米よりも農薬が残留しやすいと言われますが、私自身は、あまり気にしていません。

玄米は**副交感神経を強力に刺激して、体の排泄能力を高めるため、少しくらいの**

農薬なら、体の外に出ていってしまうからです。もちろん、病気などで毒素を排泄する機能が弱まっている人は、体の声を聴きながら少しずつ食べるなど、量を調節したほうがいいでしょう。

丸ごと食品には、ほかに、豆類やごま、乾燥させた小魚や小エビなども入ります。

●海藻で「腸を丸ごと洗浄する」

食物繊維は、人間の持つ消化酵素ではほとんど消化できません。腸の中では水分を含んで膨張し、便の量を増やして腸管を刺激します。また、**活性酸素を除去したり、消化を助ける善玉菌を増やすのにも役立ちます**。

食物繊維を含むものは、噛みごたえがあるため、噛む回数が多くなり、副交感神経が刺激されます。

食物繊維を含むものとしては、野菜類、海藻類、きのこ類などがあります。野菜類にはビタミンやミネラル、海藻類にもミネラルが豊富に含まれます。

ただ、胃腸の弱い人などは、食べすぎると便秘を起こすので、注意が必要です。

発酵食品とは、微生物の働きによって、発酵・熟成させた食品のことで、味噌やしょうゆ、納豆、漬物、ヨーグルトなどがあります。

発酵食品は、食材の栄養素に加えて、微生物の活動の過程で生み出されたビタミンやミネラル、酵素なども一緒に摂ることになります。

また腸内の善玉菌を増やして腸内環境を整え、腸管の免疫機能を高めるので、副交感神経優位の体質を保つことができます。

私たちの体には、体にとって不要なもの、いやなものが入ってきた時に、排泄しようとする働きが備わっています。それを司っているのが、「副交感神経」です。すでに述べましたが、レモン、梅干し、お酢など酸味のあるもの、また一部の山菜など苦味があるものを食べると、副交感神経が刺激されます。ちなみに、漢方薬の苦さも、「いやなものの反射」を利用して副交感神経を刺激する目的があります。

●「ゆっくり味わう」驚くべき効能

食材を選ぶ時は、「毎週、これを食べなくては」と、神経質になる必要はありません。

「体によいから」といって、**おいしいと感じられないのに、厳格に無理をして食べ続けるのはよくない**のです。無理のない範囲で、徐々に取り入れることが大事です。

食事の際は、ゆっくりと時間をかけて、よく噛んで食べましょう。すでに述べたように、**よく噛むことで、副交感神経が刺激されます。**

ただし、食べ物が完全にドロドロになるまで噛む必要はありません。食べ物による腸管への刺激が弱くなるからです。噛むことも、「自分の胃腸に聴きながら」でよいのです。

以上、おもに交感神経優位の人向けに、副交感神経を刺激する食べ方をご紹介しました。現代人は、肉食になりがちですが、**肉食だと交感神経優位に傾きます。**そういう人はできるだけ、玄米・和食に変えるほうがよいでしょう。

玄米を主食にすると、おかずはあっさり味しか合わなくなります。自然に野菜や、海藻、発酵食品などを中心とした和食スタイルになるから不思議です。

私も経験しましたが、何より、**玄米・和食スタイルにすると体質が劇的に変わります**。

私が玄米・和食に変えたのは、2002年、54歳の時。

そのころは、仕事関連で大きなストレスを抱えており、血圧が高く、ひどい肩こりに悩まされ、平熱35・5度の低体温で、肉体的には疲れがたまったボロボロの状態でした。

そんな時、友人から玄米をもらって試したところ、1週間ほどで驚くべき効果が出ました。

平常体温は36・5度になってポカポカ、肌はツヤツヤ、便通もよくなり、便の臭いもなくなりました。肩こりもなくなって、すっかり健康になったのです。

当時74キロあって太り気味だった体型も、その後、余分な脂肪が取れ、適正体重の64キロまで減ってスッキリしました。

それ以来、私は、三食、玄米・和食にしており、肉はあまり食べません。週に1度くらいは、体のほうが「気分を変えたい」と言ってきますので、そんな時は肉を食べています。

免疫体質をつくる「週末時間」

●月に1回「近場の銭湯」に行ってみる

私は、年に100回ほど、全国各地で講演の機会をいただいています。おもに休日を使うので、非常に忙しいのですが、平日から疲れをためない生活を実践しているので倒れることはありません。

少ないながらも、月に1~2回は取れる休みの日は、スーパー銭湯などに行って、ゆっくりと体を温めます。スーパー銭湯とは、さまざまな種類の風呂があり、数百円くらいで楽しむことができる浴場です。

体の調子を気づかいながら、いろいろなお風呂に入ったり、椅子に座って涼んだりして、長い時で2時間ほど過ごします。

月に1〜2回、**2時間ほど連続して体を温めるというのは、体温を上げ、代謝を促進し、免疫力を上げて、疲れを取るために非常にいい**と言えます。

4章で、できるだけ湯船に浸かったほうがいいと述べましたが、自宅の浴槽は狭くて退屈なので、2時間も入っていることはできません。

ですから、休日を利用して、気分転換がてらスーパー銭湯や温泉などに行くのもお勧めです。

●「運動不足を解消する」必要最低限の運動

たまの休日には、運動をしてみるのもよいでしょう。

運動の仕方にもコツがあります。体があまりつらくなるほどの激しい運動をすると、交感神経が優位になります。

体が気持ちよくなるくらいの負荷がかかる有酸素運動、たとえば、ウォーキングや軽めのジョギングをすると、副交感神経を刺激することができます。

勝敗を競うスポーツは、興奮して交感神経を刺激しがちです。ですから、あまり他人と競ったりせず、個人で楽しめるような運動だと、副交感神経を刺激し、リラックスすることができるでしょう。

日ごろ仕事で疲れ果てているような人は、徐々に体を動かすようにしてください。交感神経が優位になり、体のあちこちに組織破壊が起きているかもしれないからです。

真面目な人は、「頑張って体を鍛えなくてはならない」「これをしなければならない」とキリキリした気持ちで始めがちですが、それはやめましょう。かえって疲れをため、体を壊すだけですから。

できれば、豊かな自然の中や広い公園などで、ゆったりとした気分で、腹式呼吸をし、自分の体と対話するような気持ちで、少しずつ体を動かしてみてください。すると副交感神経が優位になり、感覚が研ぎ澄まされ、体の潜在的な声に気づけるようになるでしょう。

組織破壊が起きている場所から、悲鳴が聞こえてくるはずです。その悲鳴に、静かに耳を傾けるのです。

「何だか、無理をしているな」「何を、そんなに焦っていたのかな」と気づけるようになれば、しめたもの。こうした感覚がよみがえってきたら、病気になる前に、生き方の修正を始めるのです。

疲れをためない生活を実践して、体の血流が回復し、組織破壊がなくなり、体が普通の状態に戻ってきたら、「頑張って体を鍛える」こともいいですね。

ただ、鍛えすぎて**筋肉隆々になってしまうと、逆に疲れやすくなります**。大量の筋肉が、たくさんのエネルギーを消費するようになり、交感神経が緊張しがちになるからです。

普通に仕事をしている人なら、そこまで鍛える必要はありません。

また、女性の場合、やせすぎて脂肪の量が減りすぎると、体温を保つ機能が落ちて低体温になり、かえって疲れやすくなるかもしれません。

●たまには「体に悪いこと」をしてみる！

さて、本章も終わりに近づいてきました。今まで疲れない体をつくるための生活習慣について述べてきましたが、今度は逆説的に、「月に1〜2回は、体に悪いこともしてみる」ことをお勧めしておきたいと思います。

もちろん、普段から、しっかりと疲れをためない生活をしており、十分な健康を保っている人にしか、お勧めできない方法ですが……。

これまで述べてきた、疲れない体をつくる生活習慣を実践していると、時々、窮屈さを感じて、いや気がさしてくる人もいるでしょう。そうなると、結局は実践できなくなり、効果もまったく出なくなってしまいます。

そもそも、**ひとつの健康法に固執しすぎるのは、医学的に見ても、よくありませ**

ん。精神的にはストレスがたまり交感神経が優位に傾きがちですし、体も常に変化するので、ある時は体によかった健康法が、ある時は、よくないものになるかもしれません。

何事も、基本はしっかり押さえるべきですが、同時に、細かい点においては一定のおおらかさを持ったほうがいいと思います。

本書でご紹介した「疲れない体をつくる生活習慣」についても同じです。

基本的に私は、これまで述べてきた生活を、非常に気をつかって実践しています。おかげさまで、60歳になった今でも健康そのものです。

しかし、時々、そののりをこえ、あえて羽目をはずします。実際に、そのほうが体の調子もよいのです。

実は、私は、月に何回か、町に繰り出してお酒を楽しんでいます。その日は、大いにリラックスして仕事の疲れを癒し、大いに興奮して将来の夢を語ります。

翌日は、二日酔いになります。前の晩は、12時くらいまでは起きていることになるので、寝不足にもなります。

通常は、睡眠時間は6～8時間取っており、満ち足りています。そうしたところに、ちょっと夜更かしする日をつくってやると、かえって調子がよくなります。あまり、睡眠時間が満ち足りていても、体が寝飽きてくるのでしょう。

普段は体によいことをして生活している人が、時々、体に悪いことをするのも、実は必要なのです。

いつも穏やかで満ち足りた健康状態を保っていると、それ以上、体の機能は鍛えられません。限界状態の負荷に接して、体の能力を総動員して戦うという機会が、なくなってしまうからです。

何か負荷がかかって、そこからリカバリーを図る時に、体の機能がより強く鍛えられるのです。

食べ物については、普段、玄米・和食の人は、時々焼肉などを思う存分食べたらよいのです。それで、臭いうんこでもするくらいでいい。

睡眠が満ち足りている人は、時々は夜更かしして遊び、翌日は苦しい思いをするといい。いつも快活で明るい人は、たまには、ウンウン悩むくらい精神的なストレスも受けたほうがいい。

風邪も引かないような生活を送っているなら、インフルエンザが流行った時など、わざわざ流行っている場所に出向いて、かかるのも悪くない。かかって熱に浮かされても、解熱剤などは使わない。

体は、熱を上げて、リンパ球総動員でウイルスを攻撃し戦っているのです。治った暁には、免疫力が高まっているでしょう。

疲れにくい体をつくるには、基本的には、疲れをためない生活を送りながらも、時々羽目をはずして、疲れてみるとよいでしょう。基本的な健康状態に時折、負荷をかけ、生活のメリハリをつけることが必要だということです。

つまり、私が提唱している生き方とは、考え方と実践において、厳格すぎず、おおらかな感覚も併せ持った生き方なのです。

ただし、すでに、疲れがたまっている人は、まず、疲れをためない生活を一生懸命、実践するのが先ですので、そこはお忘れなく。

6章

安保式「免疫学」で病気を防ぐ!

体は絶対に「ウソをつかない」

●西洋医学では「病気は完治しない」？

ここまで本書をお読みいただき、有難うございます。

この章では、私が研究する免疫学の立場から、「疲れのメカニズム」について、さらに詳しく説明をしていきたいと思います。

その過程で、疲れない、疲れても回復しやすい体という意味での「体力のある人」になるための考え方も明らかにします。

私の専門分野から疲れや体力の問題を見ていくことで、一般的な常識からは見えてこない、人間の体が持つ驚くべきメカニズムがわかります。

専門といっても、わかりやすい表現を心がけましたのでご安心ください。本章を読めば、自分の体が持つパワーにますます確信を持てるようになるでしょう。

前提として、最初にお伝えしておきたいことは、**「人間の体を、全体的な視野で診る」**ことの大切さです。

これは近年注目を集めている、「統合医学」「全体医学」などと呼ばれている医学の視点です。

統合医学的な見方が注目されているのは、ここ十数年で急速な発達を遂げた、体を臓器別に分析的に見ていく現代の西洋医学に対する反省が始まっているからだと思います。

西洋医学は、どうしても、体の部位や局所的な症状だけを診るため、視野が狭くなりがちで、体内で起きるさまざまな現象の真の原因を究明しにくくなっています。

その結果、症状を「悪いもの」「あるべき体調からすれば間違った状態」ととらえ、症状だけ無理に抑え込むような対症療法などに走るのです。

かえって疲れや病気を悪化させ、慢性化させてしまうことも少なくありません。

●「攻撃的な体力」「防衛的な体力」を使い分ける

では、本当の意味で、疲れない、疲れても回復しやすい体をつくるためには、どうすればいいのでしょうか。

そのためには、私たちの体調をコントロールしているシステムのうち、

①自律神経

②エネルギー代謝

③免疫

の3つを統合的に理解するといいのです。

私たちの体は、極めて精巧かつ合理的につくられており、本来、こうしたシステムの絶妙な働きで、毎日元気いっぱいに、充実した人生を生きることができるよう

になっています。

さらに踏み込んで言うと、**「体は間違えない」**のです。

間違っているのは、無理をしすぎたり、ラクをしすぎたりする、常軌を逸した極端な「生き方」のほうです。

極端な生き方という原因に対して、体は「素直に」反応します。極端な生き方で体内に発生した害のある物質や、荒れた体内環境を整えようとし始め、その結果として体の不調、さまざまな症状が出てくるのです。

この症状を、「悪い」「間違っている」とだけ見ること自体が、実は間違っていると私は考えています。

体の驚くべきメカニズムを知った時、自分の生き方や体に対する考えが、根本的に変わってしまうでしょう。

本来、体が持つパワーを引き出す生き方、疲れない、疲れを回復しやすい生き方を始めるきっかけになります。

では、3つのシステムとは、いったいどんなものでしょうか。

①自律神経システム……すでに述べたように、活動と休息に適した体調をつくり出すために、体のほとんどすべての細胞を支配している、言わば、体のコントロールタワーのようなものです。

②エネルギー代謝システム……体が活動する際に必要なエネルギーをうまく供給するシステムであり、疲れと直接的に関係していると言えるでしょう。

③免疫システム……エネルギー代謝の材料となる食物や酸素を取り込む際、活動の過程で体内に侵入してくる外敵や異物、体内で発生するさまざまな老廃物や異常な細胞（がん細胞）などを排除し、体を守る役割を果たすことで、疲れが悪化して生じる病気から、体を防衛する役割を担っています。

疲れない体、あるいは疲れが回復しやすい体とは、言い換えれば「体力がある体」と言えます。私たちが、疲れを知らないように見える元気な人を指して、漠然と使う言葉です。

この「体力」という言葉を、もう少し細かく分析してみると２つの体力に分けることができます。

つまり、活動のエネルギーが豊富だという意味の**「攻撃的な体力」**と、病気にかからないという意味の**「防衛的な体力」**。この２つで構成されていると考えることができるのではないでしょうか。

先ほど述べたエネルギー代謝のシステムは前者を担い、免疫のシステムは後者を担っている。そして、自律神経のシステムは、両者のコントロールタワーになっていると言えます。

体力がある体とは、３つのシステムがうまく機能し、活動のエネルギーが豊富で、かつ体を守る働きも強い、すなわち、**攻めも守りも両方強い体**だと言っていいと思うのです。

「エネルギー代謝システム」を利用しよう

●体の中で「いろいろな化学反応」を起こす！

まず、「エネルギー代謝のシステム」について説明しましょう。このシステムが、疲れを感じるプロセスに直接的に関わっており、このプロセスがうまく働かなくなると、疲れを感じたり、疲れの回復が遅れたりするからです。

ここでは、少しおおざっぱにはなりますが、わかりやすく要点だけを説明しましょう。

エネルギー代謝とは、一言で言えば体の中でさまざまな化学反応を起こすことで、**活動に必要なエネルギーを得る働きのこと**です。

エネルギー代謝を行うためには、糖と酸素が必要です。

まず、食べ物を摂り、肝臓などで処理して糖に変えます。それを呼吸で得た酸素で燃焼させ、細胞が生きていくためのエネルギーや、筋肉を動かして活動するためのエネルギーを得るわけです。

材料は糖と酸素ですから、1章で簡単に説明したように、血液中や各組織に糖と酸素が不足してくると、体がそれを察知して疲れの感覚が生じます。

逆に、元気いっぱいの時は、両方が満ち足りている状態です。

食べ物から糖を取り出したり、糖と酸素からエネルギーを取り出したりする際には、酵素と呼ばれる触媒《しょくばい》が働きます。

これは、生物の体の中でつくられるたんぱく質性の物質で、体の中で行われるほとんどすべての代謝に関わっています。酵素の働きなくして、私たちが生きていくことはできません。

そして、エネルギー代謝の過程では、疲労物質と呼ばれるもののひとつ、乳酸が生み出されます。この乳酸が体内にたまると、細胞の活動が滞ったり、筋肉が収縮する能力が低下するので、疲れの感覚が生じることになるのです。

●「血流のいい人」は疲れない！ 太らない！

体の各組織に糖や酸素を運んだり、乳酸を押し流したりするのは、共に、血液の働きです。

ですから、**血流のいい人は疲れにくく、疲れが出ても、比較的早い時間で疲れが回復する**ことになります。

逆に、血流が悪い人は、疲れやすい人、疲れが取れにくい人と言えるでしょう。

血流は、エネルギー代謝を支え、疲れをためないために、非常に重要な役割を果たしていると言えるのです。

血流はまた、体温を保つうえでも非常に重要です。

血流は、体のさまざまな場所で発生した熱エネルギーを、体の隅々にまで届けるからです。

なぜここで体温を持ち出したかというと、体温もまた、エネルギー代謝を維持するのに不可欠だからです。

先ほど、ほとんどすべての代謝は、酵素という触媒が関わって行われていると述べましたが、この酵素の働きの度合いを決めるのが、体温です。

私たち人間の体の中で、**酵素の働きが最大になるのは、体内の温度が、37・2度の時**です。

「それは微熱がある状態じゃないか」と思われるかもしれませんが、内臓などがある体の内部の温度（深部体温）です。

深部体温が37・2度の時、舌下や直腸の体温は、だいたい0・5度くらい低い、36・5〜36・7度くらいになります。

私たちが普通に体温を測る時には、わきの下（腋窩《えきか》）で測りますが、ここはさらに、0・5度ほど低くなり、36・2〜36・5度になります。体温は、体表に近づくにつれて、外気などの影響で低くなるわけです。

このように血流が代謝を支え、体温を保ちます。

その体温もまた、代謝を支えます。**体温と血流によって、代謝が滞りなく行われ**

ていれば、私たちは疲れにくくなり、疲れをためない体質になることができるというわけです。

血流が滞っている人は体温が下がりがちです。体温が下がると、体のエネルギー効率が下がります。エネルギーを、活動のためにでなく、まず冷えている体を温めるために使わなくてはいけなくなるからです。

近年では、冷房を利かせすぎ、冷たい飲み物や食べ物を安易に摂るなど、冷えに無防備な人が増えていますが、こういう人は、みずから疲れやすい体質に陥っていると言えるでしょう。

さて、ここまでお話しすれば、自律神経とエネルギー代謝のシステムの密接な関係、さらにそれらが疲れとどう関わっているのかが見えてきたのではないでしょうか。

つまり、自律神経のバランスが取れていると、血流がよくなり、体温も上がり、疲れにくくなります。

そもそも自律神経は、代謝が最も効率よく行われる深部体温37・2度を恒常的に保てるように、体温をコントロールしようとしています。ですから、**自律神経のシーソーがきちんと機能している場合は、血流も体温もよい状態で保たれます。**

たとえば、交感神経が優位な状態が続き、血流が滞って体温が下がったとします。そんな時でも、休息を取って、副交感神経を優位にすれば、血管が拡張することで血流が回復し、体温も上がってポカポカしてくるはずです。食後に、体がポカポカしてくるのが、いい例です。

また、ラクすぎる生活で副交感神経優位が続いても、活動を始めて交感神経を働かせれば、筋肉から熱エネルギーが発生し、血管の過度の拡張が改善されることによって血流が促され、体温も上がってきます。

結局、自律神経のシーソーをきちんと機能させるような、メリハリの利いた生活が、血流と体温を保ち、代謝を促進して、疲れない、疲れても回復しやすい体をつくるのです。

免疫の「すごい防衛システム」

●体内毒素は「すべて白血球が撃退する」

次に、免疫のシステムも、疲れと深く関わっていることについて、順を追って説明していきましょう。

本章の冒頭で述べたように、免疫とは、体の外から侵入してくる細菌、ウイルス、体内にはないたんぱく質など、外敵や異物から体を守る働きのことです。

また、体内で古くなり死んでしまった細胞や、がん細胞のように変異を起こした細胞を除去する役割も担っています。

この免疫を担う細胞が、血液中を流れる血球の中の、白血球と呼ばれる細胞です。血液1立方ミリメートルあたり、4000～7000個ほど含まれており、大まかには、顆粒球とリンパ球、そしてマクロファージの3種類あると言ってよいでしょう。

顆粒球は、おもに大きなサイズの外敵から体を守る働きをしています。

真菌や細菌、死んでしまった自分の体の細胞を、食べる（貪食《どんしょく》）という形で処理をします。

顆粒球は、白血球の54～60パーセントを占め、血液1立方ミリメートルあたりに3600～4000個ほど含まれます。

顆粒球の寿命は、体の細胞の中で最も短い2日程度で、1日に50パーセント程度が新しいものと入れ替わっています。

このように寿命のサイクルが早いのは、侵入してくる外敵を迎え撃てるように、元気のある若い細胞を次々と補充するためです。

一方、リンパ球は、通常は、白血球の約35～41パーセントを占め、数としては、血液1立方ミリメートル中に約1800～2500個含まれています。

リンパ球は、食事などで体内に侵入してきた異物やウイルスなどの、細菌よりずっと小さな敵を処理する役割を担っています。

また、体内の、老化した細胞、壊れた細胞、ウイルスに感染した細胞や、がん細胞などの細胞をマクロファージと協力して除去します。

リンパ球と顆粒球を合わせると、白血球の95パーセントほどになりますが、残りの5パーセントがマクロファージです。

マクロファージは、顆粒球が食べるものよりも大きなサイズの外敵を食べたり、体内の老廃物を除去したり、顆粒球やリンパ球に「敵が侵入したから、やっつけろ」と指示を出すなどの働きを担っています。

●「体力」と「白血球の総量」は正比例する！

これらの白血球の数をコントロールしているのが、自律神経のシステムです。

白血球は、血液に乗って体中を移動している細胞なので、以前は、自律神経の支配を受けにくいと思われてきました。

しかし、1章でも述べたように、１９９６年、白血球も自律神経の支配下にあることがわかったのです。

私は共同研究者で外科医の福田稔医師と共に、それを「白血球の自律神経支配の法則」と名づけました。交感神経の優位が続くと、顆粒球が増え、副交感神経の優位が続くと、リンパ球が増えるという法則です。

これは、交感神経が、体の細胞をコントロールするために末端から出すノルアドレナリンと、副交感神経が末端から出すアセチルコリンという2つの神経伝達物質によって引き起こされます。

顆粒球とリンパ球の細胞の表面には、両方の神経伝達物質を受け取るレセプター（受容体）があり、顆粒球は、ノルアドレナリンを受けた時に活性化し、アセチルコリンを受けた時に抑制されると考えられます。

リンパ球はこの逆です。このようにして、自律神経が、白血球の細胞構成の割合を決めているわけです。

これは人間の活動にとって非常に合理的なシステムです。交感神経が優位になって体が活発に動く時は、体に傷がつきやすくなり、細菌などの侵入も増えます。そのために、顆粒球の割合を増やして体を守っているのです。

逆に、副交感神経が優位になって休息をしている時には、リンパ球がマクロファージと協力して、体内のおかしくなった細胞を除去します。

また、食事の際に体に入ってくる異物やウイルスなどの細かい外敵には、顆粒球は対応できないため、リンパ球が活躍することになります。

体力と、白血球の総数は正比例しています。

活動量が多い人、体を鍛えている人は、筋肉量も多いため、血流がよくなり、体温も上昇します。すると、体を防衛するための白血球の数も多くなります。通常は、5000個前後ですが、6000個前後となってきます。

この場合、白血球のうち数が増えるのは、おもに顆粒球のほうです。活動量が多いと交感神経が優位になり、交感神経から出るノルアドレナリンによって顆粒球が活性化されるためです。

ですから、白血球の総数に対する顆粒球の割合が通常よりも大きくなり、リンパ球の割合は小さくなるわけです。

逆に、活動量が減って、副交感神経優位となり、筋肉の量なども減ってくると、白血球数も3000～4000個と数が落ちます。この場合、リンパ球の割合が通常よりも多くなり、その分、顆粒球は減ります。

体を防衛する力は、体の活動量に正比例しています。「体力があるのに白血球が少ない」という乖離《かいり》はありません。活動量が増えると白血球の数は増え、活動量が低下すると、白血球の数は減るということです。

このように、**その人の生き方がはっきりと数字に出てくる**ので、血液検査で白血球の状態を詳しく見てみるとよいでしょう。白血球全体に占めるリンパ球のパーセンテージも、「白血球分画《ぶんかく》を調べてください」と言えば、簡単に調べられます。

ただ現代の医学界では、血球の数字の変化をこのような視点で見ることができる人は、とても少ないのが現状です。

●「白血球数のバランス」が崩れると、病気になる!

白血球中の顆粒球とリンパ球のバランスが、通常レベルで保たれている時は、免疫力もよい状態で保たれています。

しかし、交感神経か副交感神経の、どちらかの優位状態が続きすぎると、白血球中の顆粒球とリンパ球の割合のバランスが崩れます。

交感神経優位が続きすぎると顆粒球が多くなり、副交感神経優位が続くとリンパ球が多くなりすぎます。

「多くなるなら、防衛力が上がりそうで、よいではないか」と思うかもしれませんが、何事も、過ぎたるは及ばざるがごとしです。

たとえば、**顆粒球の数が増えすぎると、外敵と戦うだけではなくて、体の中にすんで重要な役割を担っている常在菌とも戦い始めます。**常在菌とは、胃の中にすむピロリ菌、腸の中で食物を分解するなどして役に立っている各種の善玉菌などです。

また、顆粒球は、古くなって死んだ細胞も食べるのですが、増えすぎると正常細胞まで攻撃し始めます。

こうして体のあちらこちらで化膿性の炎症が起き始めます。にきび、おできから始まり、急性肺炎、急性虫垂炎、肝炎、化膿性扁桃炎、骨髄炎などがそうです。

さらに悪いことに、顆粒球が増えると、粘膜上で顆粒球が役目を終える際に発生する活性酸素の量も増えてきます。顆粒球の数が通常範囲なら、活性酸素の毒素を中和する酵素で組織は修復されるのですが、顆粒球が多くなると修復が追いつかなくなります。

また、顆粒球の数が多すぎる時は、たいてい体温も下がって酵素の働きも悪くなり、血流も滞って、新陳代謝の働きが弱まっています。

こうして、修復が追いつかなくなり、活性酸素による組織の老化が起き始めます。気になる皮膚のシミ、シワ、くすみや動脈硬化などです。

さらに、体のあちこちの粘膜で組織破壊が起き始めます。これが、1章で述べた「交感神経優位タイプの疲れレベル4」に登場した、口内炎、歯槽膿漏《しそうのうろう》、胃炎などです。

レベル5になると、がん、胃潰瘍、潰瘍性大腸炎、十二指腸潰瘍、白内障、糖尿病、痛風、甲状腺機能障害、クローン病などが出てきます。

それでは、リンパ球が増えすぎるとどうなるのでしょうか。

花粉やホコリなど、通常なら外敵と見なさないようなものにまで、増えすぎたリンパ球が過剰に反応し始め、アレルギー性の疾患が生じます。ぜんそく、アトピー性皮膚炎、花粉症、通年性の鼻炎などがそうです。

●36・5度――「病気にならない」体温

白血球と体温の深いつながりを知っておくと、自分の免疫力の状態を把握するのに便利です。

次ページの図を見てください。少し難しいグラフですが、要は、ベストの体温である36・5度の時、リンパ球の割合が38パーセントになっており、それが**免疫力の**

「長寿」の体温、「短命」の体温

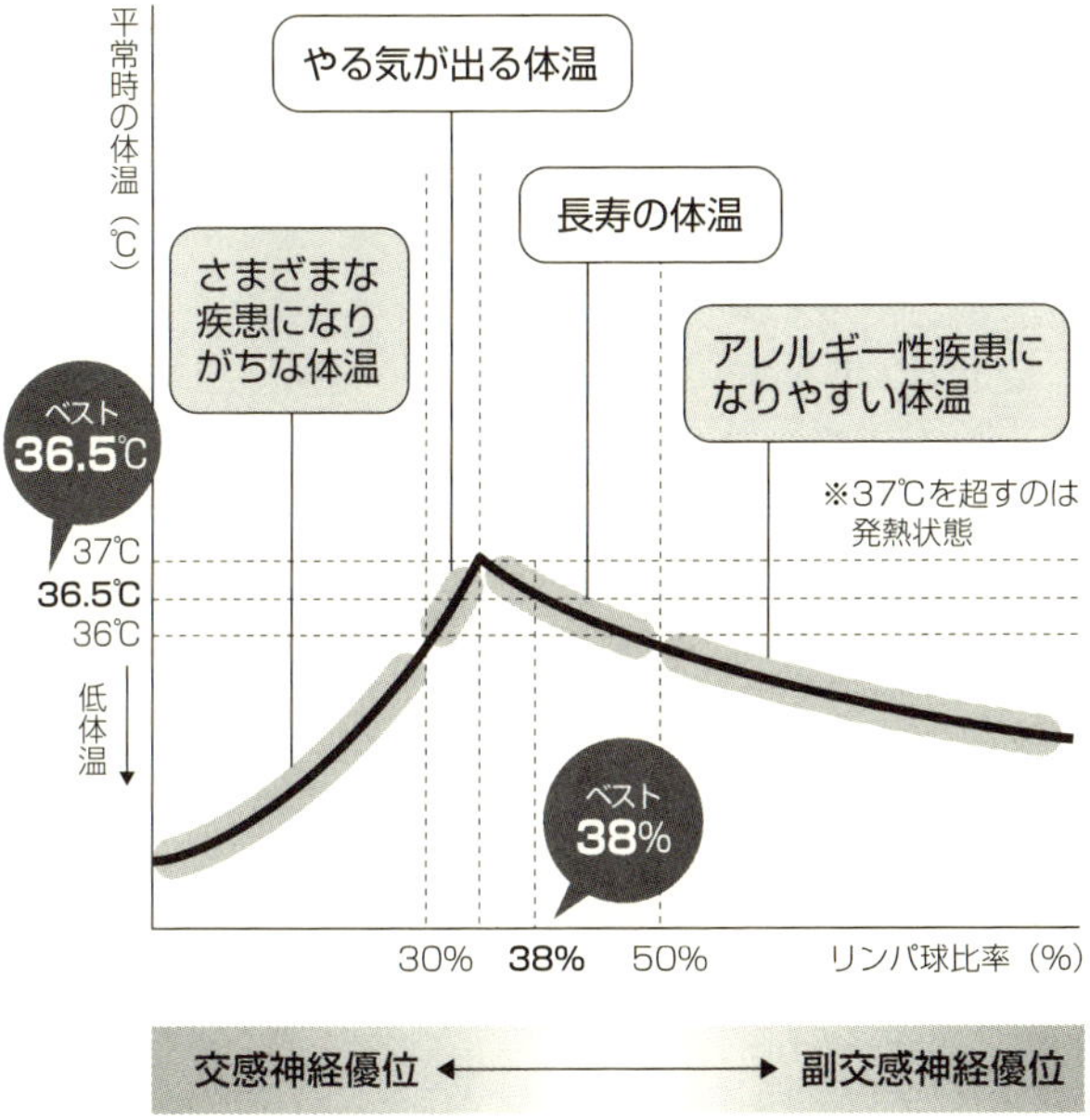

このグラフは、平常時の体温を腋窩《えきか》で測ったもの。
病気になって体温が上がる状態とはまた別。

面から見て、ベストの状態だと言えます。自律神経もメリハリが利いていてバランスが保たれ、エネルギー代謝もベストの状態です。

リンパ球比率が38パーセントのベストのラインから左に向かうと、交感神経優位の状態になります。交感神経が活発に活動しているので、一時的には体温は37度くらいまで上がり、やる気に満ちた気分になります。

しかし、それが行きすぎると、やがて交感神経優位タイプの疲れゾーンに入ります。この状態では、血流が滞り、体温は下がっているはずです。さらに左に行きすぎて、平熱が36度を割り込み、低体温になると、病気の世界に入っていくのです。

リンパ球の割合としては、30パーセントを割ると、この世界に入ると言えます。

ベストのラインよりも右に行くと、副交感神経が優位な状態になって、活動量が減るので、体温は下がる一方になります。

こちらも、行きすぎると副交感神経優位タイプの疲れゾーンに入り、体温が36度を割り、リンパ球の割合が50パーセントを超えるあたりから、病気の世界に入っていきます。

37度から右に下る36度までの範囲が「長寿の体温」と書いてあるのは、リンパ球が多い状態で体温が正常範囲内にあれば、ウイルスなどの外敵や、がんなどの異常な自己細胞を排除しやすい状態となるからです。この状態は、適度に交感神経を刺激し、その後は副交感神経優位の状態の休みを入れるというメリハリの利いた生活をしている理想的な状態だと言うことができます。

このように、**体温の数値は、免疫力がどれくらいあるのかを、如実に表しています**。また体温は、エネルギー代謝の状態も表しているので、非常に大切です。体温を見れば、疲れのレベル、病気かどうかがわかると言っても過言ではありません。

現代人は、体温に対して、あまり注意を払わない傾向にありますので、深部体温37・2度、腋窩《えきか》体温36・5度という数値をよく覚えておき、努めてこのレベルになるよう、日常の生活で注意を払いましょう。

お年寄りになると少し低体温ぎみで健康な人も出てきますので、それはそれでいいでしょう。

「大自然のリズム」に合わせて生きる

●「自律神経のメカニズム」を知っておく

ここからは、エネルギー代謝と免疫のシステムをコントロールする、自律神経に注目し、自律神経が体に起こす興味深い現象を詳しく見ていきましょう。

最初に指摘したいのは、これまでも軽く触れましたが、**交感神経優位になると知覚が鈍くなり、副交感神経優位になると知覚が敏感になる**現象についてです。

交感神経が優位になると、神経伝達物質の分泌が抑制され、知覚が鈍る知覚鈍麻が起きます。

副交感神経優位になると、神経伝達物質がより多く分泌されるため、知覚が鋭敏になり、痛みやかゆみなどを感じやすくなり、味覚や嗅覚も鋭くなってくるわけです。

男性より女性のほうが感覚が鋭敏で感性豊かな性格を持っている人が多いのは、そもそも男性は交感神経タイプ、女性は副交感神経タイプが多いからです。

交感神経優位が続いて、知覚が鈍くなることは、実は人間が物事に集中して活発に活動するためには、合理的な状態でもあります。

仕事で重大局面に差し掛かっている時に、いちいち体の不調が気になっていたら、行動を起こせなくなるでしょう。

そういう時、私たちの体は、自動的に体の不調を感じ取る感覚を遮断し、全力で仕事に取り組めるようになっています。

同じように、森を歩いていて熊に出会った時、恐怖の感覚をじっくり味わっていたら身が凍って動けなくなり、熊にやられてしまいますよね。

だから、不要な感覚を遮断して、猛然と戦うなり、一目散に逃げ出すなりの行動に集中するようにできているのです。

危機に遭遇すると、人間の体は、その状況を乗り越えるために、不要な感覚を遮断して、いわば興奮の極致の状態をつくり出すという極めて合理的な反応をするわけです。

そして、危機が過ぎ去り、副交感神経が優位になってくると、「あれ？　この傷、いつできたのかな？　そう言えば痛い」と、危機状態の時に受けたダメージに遅ればせながら気づくという現象が起きます。

激務明けの休日に体の不調が噴き出すように感じられるのは、このためです。

では、交感神経優位の極限状態が続いてしまうと、どうなるのでしょうか。

神経伝達物質が抑制され続け、知覚も思考力も鈍ったままで、体に深いダメージを受けていても、気づかずにそのまま走り続けることになります。これが極致までいくと、人の話が聴けなくなり、何を言われても、受け入れて考えることができなくなります。

過労死の直前などには、人は、このような状態になり、「もう休んだら？」という家族の忠告を聴ける状態ではなくなっていることが多いのです。

上手に「体の声」を聴けるようになる秘訣が、ここに隠されています。

つまり、副交感神経が優位になる時間を、確保すればいいのです。

人の話を聴けない状態にまでなっている人は、半強制的に休ませるしかないでしょう。

何カ月も休みなしで働いている人は、月に数日でも休みを取れば、少しは副交感神経が働き始め、さまざまな感覚がよみがえってきます。

「そう言えば腰が痛い」「手足が冷えている」「無理な生き方をしている」などと、体調をとらえる力や、自分の生活を振り返る思考力もよみがえってくるのです。

「体の声？　よくわからない」という人は、交感神経が優位になっている生活をいったん遮断する必要があるということです。

●自律神経「一日のリズム」を覚える

自律神経は大自然と共に変化しています。それを知るのに、とてもわかりやすいのは、白血球を構成する細胞比率の一日の変化を見ることでしょう。

次ページの図を見てください。

朝から日中の時間帯は、顆粒球の割合が増え、交感神経が優位になっています。夕方になると、今度は副交感神経が優位になり、リンパ球の割合が増えています。

すでに述べたように人間の体は、長い人類の歴史の中で、太陽と共に起き出し、日中に食物を摂る活動をして、太陽が沈むと寝る生活に適応するようにつくられています。

自律神経が、一日の中で、太陽の動きに合わせてエネルギー代謝と免疫の状態を調整しているわけです。

人間の体は、このように交互に変化することで、自動的に、疲れをためないシステム、元気な状態を保つシステムを維持しているわけです。

自律神経は、天気の影響も受けます。

天気がよくなって晴れると交感神経優位になり、天気が悪くなって曇りや雨になると副交感神経が優位になるのです。

なぜ、そのようなことが起こるのでしょうか？

「太陽の動き」に合わせると疲れない

日中は交感神経優位となり、顆粒球が増加し、
夜間は副交感神経優位となり、リンパ球が増加する。

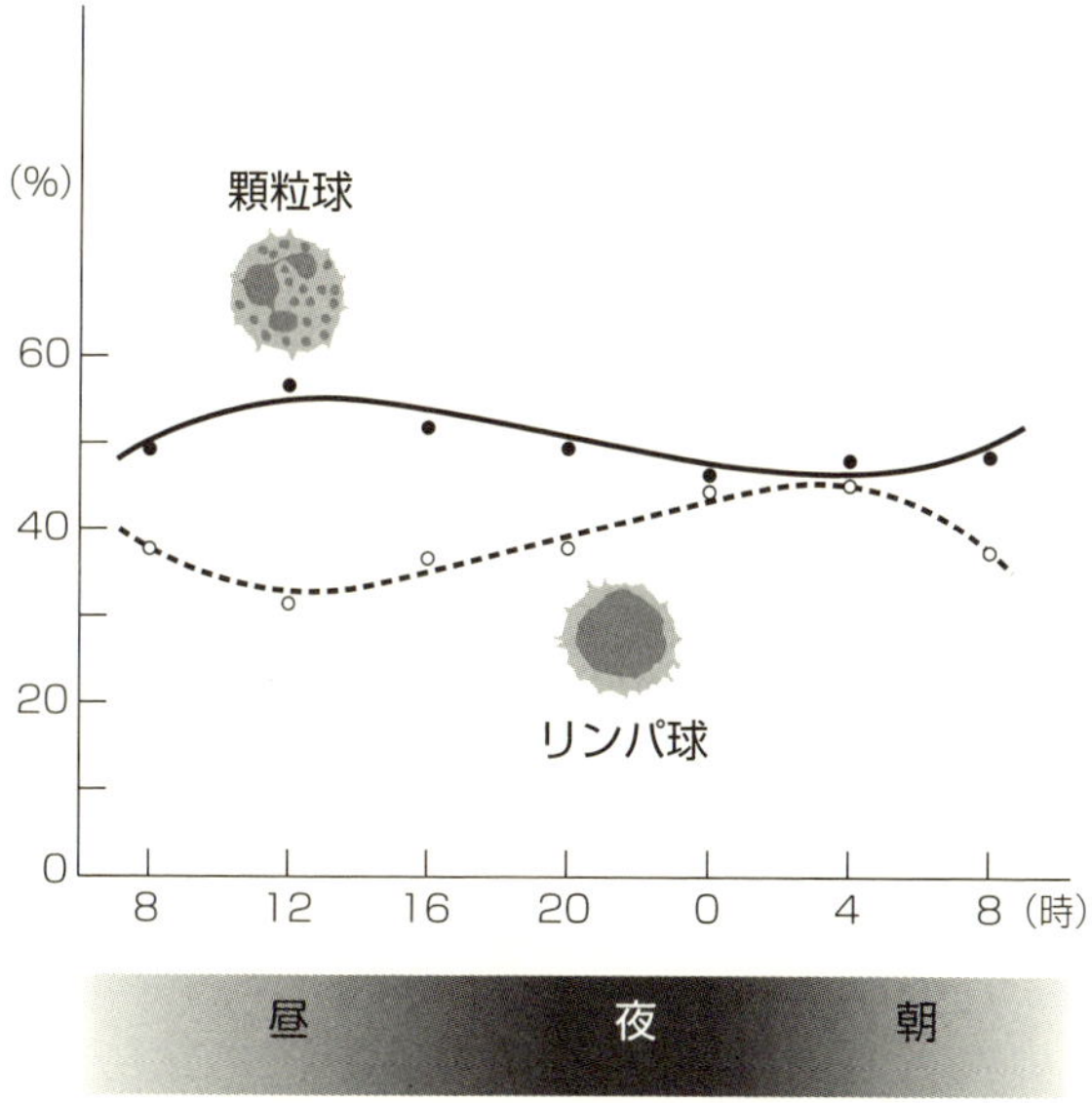

正確に言えば、自律神経には気圧が影響するのです。

天気がよい状態、気圧が高くなる状態では、大気中に酸素量が多くなり、血液中の酸素分圧が高くなって、交感神経が優位の傾向になります。

また逆に、曇りがちで天気が悪く、気圧が低い状態では、酸素が少なくなり、血液中の酸素分圧が低くなって、副交感神経が優位になりがちです。

私たちが、空が晴れ上がった天気のよい日は、気分がハイになり、元気に活動をし始め、曇りや雨の日は、何となく気分がゆったりして家から外に出たくなくなるのも、このためです。

「晴耕雨読」という言葉がありますが、これは、体のメカニズムにもかなった言葉だと言えるでしょう。

この法則を知っておくと、その時々の気分を把握しやすくなり、気がラクになります。

もともと性格が静かな人は、雨の日には気分がもっと静かになり、落ち込みやすくなります。

「ああ、今日は雨の日だから、しょんぼりしがちなんだ」と思えば、必要以上に落ち込む必要もなくなるわけです。

そんな時は、ちょっと交感神経を刺激するような活動をすればいいのです。

気性が激しい人は、晴れ上がる高気圧の日には、「今日はちょっと注意しよう」と心がけて、ゆったり深呼吸でもしていればいいわけです。

また持病のある人は、低気圧で副交感神経優位になると知覚が過敏になるので、痛みなどが出やすくなります。その状態を「病気が悪化した」などと悲観することなく、「天気が悪いからこうなっているだけ」ととらえればよいのです。

自律神経が気圧によって変動する様は、気圧と白血球の変化にも表れています。

気圧が高くなると、交感神経が優位になり、顆粒球の割合が多くなり、リンパ球の割合が少なくなります。

気圧も、高気圧が来たら次は必ず低気圧が来るというように、交互に変化していきます。人間の体の自律神経も、白血球の割合も、同じように交互に揺れて変化しているのです。

●自律神経「一年のリズム」を覚える

自律神経には、一年を通しても、季節のリズムと共に変化する一定の周期があります。

日本を含む北半球では、春は、気温が高まり空気が温まるので、気圧は低くなり始めます。

春は、交感神経優位から副交感神経優位へと変化する時期であり、白血球もリンパ球の比率が上がり、顆粒球の比率が下がる変化の時期となります。

夏は、気温が上がり気圧が低くなるので、副交感神経優位となり、リンパ球の比率が高い状態となります。

ちなみに台風は、低気圧の極致なので、かなり激しい副交感神経緊張の状態がつくられます。

秋は、春とは逆の変化が起きます。

冬は、気圧が高くなるため、交感神経優位の季節となります。また気温が低いこと自体が一種のストレスになりますから、交感神経が刺激され、顆粒球が多くなります。

こうした気圧の変化は、健康な人にとっては、気分や体調が変わる程度で済みますが、疲れがたまっている人や病気を抱えている人にとっては、大きなダメージとなります。

特に、気圧が変化する春と秋の季節の変わり目は、体調が揺さぶられ、苦しい状態も出てくるので注意が必要です。

こうしてみると、私たちの自律神経は、大自然の大きなリズムと共に変化していることがわかるでしょう。自律神経の変化につられて、エネルギー代謝も免疫も変化していきます。

「体のここが痛い」「この症状を早く何とかしたい」という体の一部分のみしか見ないのではなく、もっと大きな視点で自分の体を見つめ、体の声を聴いてあげましょう。

大自然のリズムと、大自然のリズムに連動した自分の体の精巧なシステムを、統合的に見ていきましょう。

そうすれば、つらい症状のみに集中してピリピリしていた気持ちがほぐれ、おおらかな気持ちになれます。

つらい症状を引き起こす本当の原因も見えてきて、正しい解決法が見えてくるでしょう。

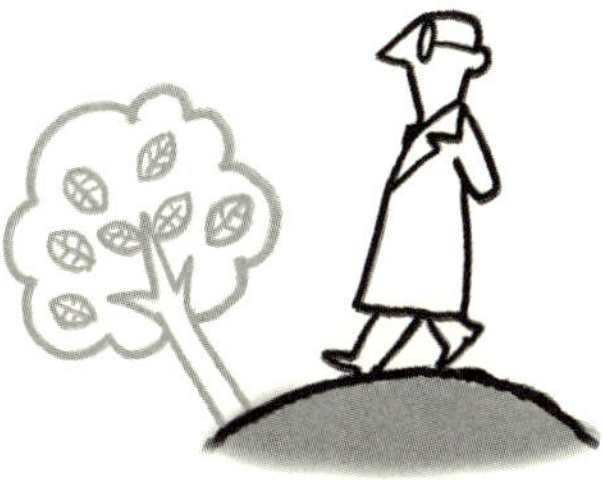

本書は、幸福の科学出版から刊行された『疲れをためない生き方』を、文庫収録にあたり再編集のうえ、改題したものです。

安保　徹（あぼ・とおる）
一九四七年、青森県生まれ。免疫学の世界的権威。新潟大学大学院医歯学総合研究科教授（国際感染医学講座・免疫学・医動物学分野）。一九七二年、東北大学医学部卒。米アラバマ大学留学中の一九八〇年、「ヒトNK細胞抗原CD57に対するモノクローナル抗体」を作製。一九八九年、胸腺外分化T細胞を発見。一九九六年、白血球の自律神経支配のメカニズムを解明する。
著書に『免疫革命』（講談社インターナショナル）『医療が病いをつくる』（岩波書店）『病気は自分で治す』（新潮社）『自分ですぐできる免疫革命』（大和書房）など多数がある。

知的生きかた文庫

疲《つか》れない体《からだ》をつくる免疫力《めんえきりょく》

著者　安保《あぼ》　徹《とおる》
発行者　押鐘太陽
発行所　株式会社三笠書房
〒一〇二−〇〇七二　東京都千代田区飯田橋三−三−一
電話〇三−五二二六−五七三四〈営業部〉
〇三−五二二六−五七三一〈編集部〉
http://www.mikasashobo.co.jp
印刷　誠宏印刷
製本　若林製本工場

ISBN978-4-8379-7883-1 C0177

「知的生きかた文庫」の刊行にあたって

「人生、いかに生きるか」は、われわれにとって永遠の命題である。自分を大切にし、人間らしく生きよう、生きがいのある一生をおくろうとする者が、必ず心をくだく問題である。

小社はこれまで、古今東西の人生哲学の名著を数多く発掘、出版し、幸いにして好評を博してきた。創立以来五十余年の星霜を重ねることができたのも、一に読者の私どもへの厚い支援のたまものである。

このような無量の声援に対し、いよいよ出版人としての責務と使命を痛感し、さらに多くの読者の要望と期待にこたえられるよう、ここに「知的生きかた文庫」の発刊を決意するに至った。

わが国は自由主義国第二位の大国となり、経済の繁栄を謳歌する一方で、生活・文化は安易に流れる風潮にある。いま、個人の生きかた、生きかたの質が鋭く問われ、また真の生涯教育が大きく叫ばれるゆえんである。

そしてまさに、良識ある読者に励まされて生まれた「知的生きかた文庫」こそ、この時代の要求を全うできるものと自負する。

本文庫は、読者の教養・知的成長に資するとともに、ビジネスや日常生活の現場で自己実現できるよう、手助けするものである。そして、そのためのゆたかな情報と資料を提供し、読者とともに考え、現在から未来を生きる勇気・自信を培おうとするものである。また、日々の暮らしに添える一服の清涼剤として、読書本来の楽しみを充分に味わっていただけるものも用意した。

良心的な企画・編集を第一に、本文庫を読者とともにあたたかく、また厳しく育ててゆきたいと思う。そして、これからを真剣に生きる人々の心の殿堂として発展、大成することを期したい。

一九八四年十月一日

押鐘冨士雄

知的生きかた文庫

般若心経、心の「大そうじ」
名取芳彦
般若心経の教えを日本一わかりやすく解説した本です。誰もが背負っている人生の荷物の正体を明かし、ラクに生きられるヒントがいっぱい！

禅、シンプル生活のすすめ
枡野俊明
求めない、こだわらない、とらわれない──「世界が尊敬する日本人100人」に選出された著者が説く、ラク〜に生きる人生のコツ。開いたページに「答え」があります。

道元「禅」の言葉
境野勝悟
他人の評価に振り回されてしまう、思い通りにいかないことばかりでイライラする、周りの人とつい衝突してしまう…そんな「人生の悩み」をすべて解消する禅の100話。

老子・荘子の言葉100選
境野勝悟
自由に明るく生きようと主張した老子、その考えを受け継いだ荘子。厳選した100の言葉の中から生きる勇気をもらえる一言が必ず見つかります。

1分間でわかる「菜根譚」
渡辺精一
洪自誠がまとめた処世訓『菜根譚』。本書はその中から99の言葉を選び、わかりやすく解説。心に沁み込む滋味溢れる言葉の数々が、今日の元気の素になる！

C50117

知的生きかた文庫

「免疫学」の世界的権威
安保 徹の本

疲れない心をつくる免疫力

◎「副交感神経」を、気持ちよく刺激しよう！

病気になるかならないかは、心で決まる！

小さなことで「クヨクヨ悩む」「すぐに怒って、感情を爆発させてしまう」……「心の疲れ」は、「病気の素」。40代を過ぎたら、免疫力を高め、「疲れない心」でおおらかに、楽しく生きよう！

病気にならない体をつくる免疫力

◎「糖尿病、高血圧、ガン……」を撃退する習慣
――「免疫力」ですべて解決！

健康でなければ、人生楽しくない！

体にいいことは、気持ちいい！ 体を「ポカポカに温める」、朝まで「グッスリ眠る」、1日1個「梅干しを食べる」、息を「大きく吐く」などなど、「健康寿命が延びる」習慣が満載！

C20028